Der Cortisol-Code

Svea Golinske | Dr. med. Peter Heilmeyer

DER CORTISOL-CODE

In 30 Tagen das Stresshormon ins Gleichgewicht bringen –
für erholsamen Schlaf, Gewichtskontrolle und langfristige Gesundheit

Haben Sie Fragen an den Mankau Verlag?
Anregungen zum Buch?
Erfahrungen, die Sie mit anderen teilen möchten?

Besuchen Sie unsere sozialen Netzwerke:
www.mankau-verlag.de/forum

mankau

IMPRESSUM

Bibliografische Information der Deutschen Nationalbibliothek
Die Deutsche Nationalbibliothek verzeichnet diese Publikation in der Deutschen Nationalbibliografie; detaillierte bibliografische Daten sind im Internet über http://dnb.d-nb.de abrufbar.

Svea Golinske | Dr. med. Peter Heilmeyer
Der Cortisol-Code
In 30 Tagen das Stresshormon ins Gleichgewicht bringen – für erholsamen Schlaf, Gewichtskontrolle und langfristige Gesundheit
ISBN 978-3-86374-781-7
1. Auflage 2025

Mankau Verlag GmbH
Pfarrgasse 1, D-82497 Unterammergau, kontakt@mankau-verlag.de
Soziale Netzwerke: www.mankau-verlag.de/forum

Lektorat: Sabine Schmieder, Lünen
Endkorrektorat: Ute Jansen, Mönchengladbach
Layout: Christoph Eiden, Heinsberg
Satz: Marcus Taeschner, Hitzacker
Cover/Umschlaggestaltung: Andrea Janas, München

Druck: Westermann Druck Zwickau GmbH, Zwickau/Sachsen

FSC www.fsc.org
MIX
Papier | Fördert gute Waldnutzung
FSC® C110508

Wichtiger Hinweis des Verlags:
Die Autoren haben bei der Erstellung dieses Buches Informationen und Ratschläge mit Sorgfalt recherchiert und geprüft, dennoch erfolgen alle Angaben ohne Gewähr; Verlag und Autoren können keinerlei Haftung für etwaige Schäden oder Nachteile übernehmen, die sich aus der praktischen Umsetzung der in diesem Buch dargestellten Inhalte ergeben. Bitte respektieren Sie die Grenzen der Selbstbehandlung und suchen Sie bei Erkrankungen einen erfahrenen Arzt oder Heilpraktiker auf.

INHALT

Hinweis: Die in diesem Buch verwendeten personenbezogenen Bezeichnungen sind – sofern sie nicht medizinische Sachverhalte betreffen, die einem bestimmten Geschlecht zuzuordnen sind – geschlechtsneutral zu verstehen. Die jeweilig gewählte generische Form beinhaltet keinerlei Wertung, sondern dient lediglich der besseren Lesbarkeit und dem leichteren Verständnis.

Vorwort

Unser Alltag hat sich in den letzten Jahrzehnten fundamental verändert: Schneller, dichter, reizüberfluteter – viele von uns hetzen von einem Termin zum nächsten, verbringen zu viele Stunden vor Bildschirmen, schlafen zu wenig, essen unregelmäßig und kämpfen ständig mit dem Gefühl, nicht genug zu leisten. All das hat Konsequenzen – für Körper, Geist und Gesundheit. Im Zentrum dieser Auswirkungen steht ein Hormon, das im Schatten vieler bekannter Begriffe wie „Stress“, „Burn-out“ oder „chronische Erschöpfung“ eine zentrale Rolle spielt: Cortisol.

Cortisol ist kein „Feind“, sondern ein lebenswichtiges Stresshormon, das unser Überleben sichert. Es reguliert zahlreiche Funktionen im Körper, wie unseren Stoffwechsel, das Immunsystem, den Wasser- und Salzhaushalt, unsere Herz-Kreislauf-Gesundheit und sogar unsere Stimmung. Cortisol hilft uns, mit Belastungssituationen umzugehen – kurzfristig. Doch wenn der Cortisolspiegel dauerhaft aus dem Gleichgewicht gerät, kann das weitreichende gesundheitliche Folgen haben.

Dieses Buch widmet sich der Aufgabe, ein tieferes Verständnis für die Bedeutung eines gesunden Cortisolspiegels zu schaffen – sowohl aus physiologischer und psychologischer Sicht als auch im Alltag. Es beleuchtet die komplexen biochemischen Prozesse im Körper, erklärt, wie Cortisol gebildet sowie reguliert wird und in verschiedenen Systemen wirkt, und zeigt auf, was passiert, wenn dieser sensible Regelkreis durch chronischen Stress, Ernährung, Schlafmangel, übermäßigen Medienkonsum oder intensive sportliche Belastung aus der Bahn gerät.

Dabei geht es nicht nur um die bloße Theorie und das Verständnis. In einem umfassenden Teil bietet dieses Buch ganz konkrete alltagsnahe Strategien, um den Cortisolspiegel wieder ins Gleichgewicht zu bringen – mit individuell angepassten

Ernährungsplänen, gezielten Bewegungskonzepten, entspannungsfördernden Methoden und einem 30-Tage-Programm, das schrittweise zur nachhaltigen Regulation beiträgt. Auch Kinder, deren Cortisolsystem besonders sensibel auf äußere Einflüsse reagiert, finden in in diesem Buch besondere Berücksichtigung.

Cortisol ist ein zentrales Instrument des Körpers – doch wie bei jedem fein abgestimmten Instrument entscheidet das richtige Maß über Harmonie oder Disharmonie. Dieses Buch soll ein Wegweiser sein, dieses Maß (wieder) zu finden. Es richtet sich an alle, die spüren, dass ihr Leben zu stressreich geworden ist, an Gesundheitsbewusste, die vorbeugen wollen, an Eltern, an Fachleute im Gesundheitsbereich und an jene, die präventiv handeln möchten, bevor der Körper in eine Überlastungsspirale gerät. Das gilt auch für Entscheidungsträger, wie etwa aus Politik und Wirtschaft.

In einer Zeit, in der Stress zur neuen Normalität geworden ist, braucht es mehr denn je Wissen, Bewusstsein und Werkzeuge, um die eigene innere Balance zu schützen – und genau dazu möchte dieses Buch beitragen. Es soll Mut machen, Verantwortung zu übernehmen, Zusammenhänge zu verstehen und praktische Schritte zu gehen – hin zu mehr Energie, Gesundheit und Resilienz für alle Gesellschaftsmitglieder.

Wir laden dich ein, mit Neugier und Offenheit in die Welt des Cortisols einzutauchen – und vielleicht nicht nur ein Hormon und die eigenen Einflussmöglichkeiten besser kennenzulernen, sondern mit einem entsprechend sensibilisierten Blick auch dich selbst.

Svea Golinske und Dr. med. Peter Heilmeyer

TEIL 1

Wie Cortisol unseren Alltag prägt

1 Bin ich betroffen?

Du wachst morgens auf und hast das Gefühl, kaum geschlafen zu haben. Dein Kopf ist träge, dein Körper schwer. Vor dir liegt ein ganz normaler Tag – und doch fühlst du dich schon zu Beginn, als hättest du einen Marathon hinter dir. Vielleicht kennst du das. Vielleicht fragst du dich: Ist das einfach der normale Stress? Oder steckt mehr dahinter?

Viele Menschen spüren, dass „etwas nicht stimmt". Sie sind ständig erschöpft, gereizt, schlafen schlecht, nehmen an Gewicht zu, obwohl sich am Alltag kaum etwas geändert hat. Andere klagen über Konzentrationsschwierigkeiten oder Stimmungsschwankungen. Wieder andere über den berühmten „Brain Fog" – das Gefühl, dass die Gedanken wie in Watte gepackt sind.

Das Problem: Diese Symptome sind unspezifisch. Sie können vieles bedeuten – zu wenig Schlaf, falsche Ernährung, zu viel Arbeit. Doch eine zentrale Gemeinsamkeit verbindet sie oft: Das Hormon Cortisol ist aus dem Gleichgewicht geraten.

Cortisol – der heimliche Taktgeber

Cortisol wird oft als „Stresshormon" bezeichnet. Dabei ist es viel mehr als das. Es ist ein Taktgeber für unseren ganzen Organismus. Es sorgt dafür, dass wir morgens aufwachen, Energie haben, unseren Stoffwechsel in Gang halten. Erst wenn Cortisol aus dem Gleichgewicht gerät – zu hoch, zu niedrig oder unregelmäßig –, beginnen die Probleme.

Viele Menschen merken davon lange nichts. Sie gewöhnen sich an das ständige Müdesein, an die innere Unruhe, an das Gefühl, nicht mehr richtig erholt zu sein. Erst wenn die Symptome massiv werden, fällt auf: So kann es nicht weitergehen.

Warum es so viele nicht merken

Die Schwierigkeit: Cortisolprobleme entwickeln sich schleichend. Es gibt keinen „Schalter“, der umgelegt wird. Viele gewöhnen sich an das neue Normal. Müde zu sein, gilt als normal, gereizt zu sein, als Alltag, Schlafprobleme als Stressfolge. Hinzu kommt: In unserer Gesellschaft gilt Leistungsfähigkeit als wichtiges Kriterium, das nicht als potenzieller Krankmacher hinterfragt wird. Wer erschöpft ist, denkt: „Ich muss mich mehr zusammenreißen.“ Wer Bauchfett bekommt, denkt: „Ich esse falsch.“ Wer gereizt ist, denkt: „Ich bin schwach.“

Doch oft steckt nicht mangelnde Disziplin dahinter, sondern ein gestörter Cortisolhaushalt.

Erste Brücke zur Wissenschaft

Forscher zeigen heute klar: Dauerstress verändert den Cortisolrhythmus. Wer permanent unter Strom steht und damit die Cortisolverfügbarkeit im Körper häufig triggert, läuft Gefahr, dass die natürliche Cortisolausschüttungskurve des Körpers nachhaltig verändert wird (mehr dazu ab Seite 41).

Wenn du dich ständig müde, gereizt und erschöpft fühlst – und keine klare Ursache findest, ist es Zeit, Cortisol in Dein Blickfeld zu rücken.

Warnsignale einer Cortisol-Disbalance

Diese Übersicht zeigt typische Muster, die auf einen gestörten Cortisolrhythmus hindeuten. Tritt mehr als eines davon gleichzeitig auf, lohnt sich ein genauer Blick – und ggf. eine medizinische Abklärung. Die Szenen sind bewusst kurz gehalten, damit du dich schnell verorten kannst.

Die schlaflose Nacht
Du liegst wach, die Gedanken rasen oder du wachst zwischen zwei und vier Uhr auf.

Der unerklärliche Bauch
Trotz gleicher Ernährung und Training nimmst du am Bauch zu.

Die Heißhunger-attacken
Plötzliche Lust auf Süßes oder Salziges, besonders wenn du müde oder gestresst bist.

Der Energieloch-Nachmittag
Nach dem Essen sackt die Energie ab, du bist wie benommen und brauchst Zucker oder Kaffee.

Der Gereizt-Modus
Kleinigkeiten bringen dich aus der Fassung, du bist dünnhäutig und empfindlich.

Die Stimmungsschwankungen
Gereiztheit, Unruhe, Ängste oder depressive Verstimmungen nehmen zu.

Der Fokusverlust
Konzentration fällt schwer, du hast das Gefühl, dir gleitet alles aus der Hand.

Warum die Beschwerden so vielfältig sind

Eine der größten Schwierigkeiten bei einem gestörten Cortisolhaushalt ist, dass die Symptome sehr unterschiedlich ausfallen können. Während die eine Person vor allem unter Schlafproblemen leidet, kämpft die andere mit hartnäckigem Bauchfett, und eine dritte fühlt sich einfach nur ständig erschöpft. Das verwirrt viele – und ist ein Grund, warum Cortisol-Disbalancen so oft übersehen werden.

Cortisol wirkt an vielen Stellen gleichzeitig. Es beeinflusst den Blutzucker, die Fettverbrennung, das Immunsystem, die Stimmung und sogar das Gedächtnis. Deshalb kann eine Disbalance ganz verschiedene Gesichter haben. Manche spüren es zuerst am Darm, andere an der Haut, wieder andere am Nervenkostüm.

Genau das macht Cortisol so tückisch: Es gibt kein einziges typisches Symptom. Vielmehr ist es die Kombination verschiedener Anzeichen, die aufmerksam machen sollte.

Das könntest du sein

- Ein Beispiel: Anna, 42, arbeitet in einer Werbeagentur. Sie beschreibt ihren Alltag als „ständig on fire“. Morgens Kaffee im Gehen, den ganzen Tag Termine, abends E-Mails. Seit Monaten schläft sie schlecht und wacht regelmäßig um drei Uhr morgens auf. Sie schiebt das auf Stress, versucht es mit Yoga – aber die Probleme bleiben. Als sie ihre Blutwerte prüfen lässt, ist alles im Normbereich. Erst ein Cortisol-Tagesprofil zeigt: Der Rhythmus ist völlig verschoben.
- Oder Markus, 51, der eigentlich gesund lebt, Sport treibt, kaum Alkohol trinkt. Trotzdem nimmt er am Bauch zu und fühlt sich antriebslos. Auch hier: Der Insulinspiegel ist in Ordnung, die Schilddrüse unauffällig. Doch Cortisol ist dauerhaft leicht erhöht – genug, um den Stoffwechsel durcheinanderzubringen.

Diese Geschichten stehen für viele: Menschen, die sich bemühen, die scheinbar „alles richtig machen" – und trotzdem nicht mehr ins Gleichgewicht finden.

Warum Ärzte oft ratlos sind

Ein weiterer Grund, warum Betroffene so lange im Dunkeln tappen: Standard-Laborwerte decken Cortisol-Disbalancen oft nicht auf. Ein einmalig gemessener Blutwert sagt wenig, denn Cortisol schwankt im Tagesverlauf. Nur wenn man den Rhythmus betrachtet – etwa über Speichelproben morgens, mittags und abends –, wird sichtbar, ob die Kurve passt.

Hinzu kommt: Cortisolprobleme sind keine klassische Krankheit mit eindeutigem Befund. Sie sind ein funktionelles Ungleichgewicht. Schulmedizinisch wird Cortisol meist erst dann interessant, wenn extreme Werte vorliegen – zum Beispiel bei Morbus Addison oder beim Cushing-Syndrom (mehr dazu ab Seite 70). Doch die viel häufigeren, subtileren Disbalancen bleiben unter dem Radar.

Das neue Bewusstsein

Zum Glück wächst das Verständnis. Immer mehr Forschungsergebnisse zeigen, wie eng Cortisol mit modernen Zivilisationsproblemen verbunden ist: Schlafstörungen, Übergewicht, Burn-out, chronische Entzündungen. Wer diese Zusammenhänge kennt, erkennt auch, dass hinter den unscheinbaren Beschwerden ein gemeinsamer Nenner steckt.

Für Betroffene ist dieses Wissen ein Befreiungsschlag. Plötzlich gibt es eine Erklärung, warum man sich fühlt, wie man sich fühlt. Es ist nicht Einbildung, es ist kein individuelles Versagen. Es ist Biologie. Und Biologie kann man beeinflussen.

Wann es Zeit ist, genauer hinzuschauen

Viele Leser stellen sich vielleicht gerade die Frage: Muss ich jetzt sofort meinen Cortisolspiegel messen lassen? Nicht unbedingt. Viel wichtiger ist es, auf den eigenen Körper zu hören.

Wenn du seit Monaten müde bist, obwohl du schläfst. Wenn du gereizt bist, obwohl du nichts geändert hast. Wenn du zunimmst, obwohl du dich bewegst. Wenn du immer wieder das Gefühl hast, dass dein Körper nicht so funktioniert, wie er sollte. Das sind die Momente, in denen es sich lohnt, den Blick auf Cortisol zu richten.

Natürlich ersetzt das keinen Arztbesuch. Aber es öffnet die Tür zu einem besseren Verständnis. Und oft reicht schon die Erkenntnis, dass Cortisol eine Rolle spielen könnte, um den nächsten Schritt zu gehen – sei es ein Test, eine Ernährungsumstellung oder ein bewussterer Umgang mit Stress.

Cortisol als Kompass

Stell dir Cortisol wie einen inneren Kompass vor. Wenn er im Gleichgewicht ist, zeigt er dir zuverlässig die Richtung: morgens Energie, tagsüber Konzentration, abends Entspannung. Gerät er aus der Balance, dreht sich die Nadel. Mal zeigt sie nach Norden, mal nach Süden – Orientierungslosigkeit entsteht.

Der Körper sendet dann Signale. Sie sind oft leise, diffus, unscheinbar. Aber sie sind da. Wer lernt, sie zu lesen, hat die Chance, rechtzeitig gegenzusteuern.

Ein Blick zurück

Noch vor wenigen Jahrzehnten war Dauerstress die Ausnahme. Körperliche Arbeit, ja – aber auch natürliche Pausen, längere Erholungsphasen. Heute ist es umgekehrt: Pausen werden zur Ausnahme, die Belastung zum Dauerzustand. Smartphones, ständige Erreichbarkeit, soziale Medien, ein voller Terminkalender – all das hält den Körper im Alarmmodus. Cortisol wird ausgeschüttet, als ginge es ums Überleben. Der Preis dafür ist hoch. Denn was in kurzen Phasen hilfreich ist, wird auf Dauer schädlich. Das erklärt, warum immer mehr Menschen an Erschöpfung, Schlafproblemen oder Gewichtszunahme leiden, ohne eine „klassische" Krankheit zu haben. Was dabei besonders wichtig ist: Bei anhaltend gestörtem Cortisolverlauf können ernsthafte Erkrankungen nicht nur begünstigt werden, sondern sogar entstehen.

Der blinde Fleck

Vielleicht fragst du dich jetzt: Warum hat mir das bisher niemand so erklärt? Warum hat keiner meiner Ärzte Cortisol als mögliche Ursache genannt, wenn ich über Müdigkeit, Schlafprobleme oder Bauchfett geklagt habe?

Die Antwort liegt nicht in bösem Willen, sondern in Strukturen. Das Gesundheitssystem ist darauf ausgerichtet, Krankheiten mit klaren Befunden zu behandeln. Blutwerte, Ultraschallbilder, Laborparameter – wenn dort etwas auffällig ist, wird gehandelt. Doch funktionelle Störungen, wie sie bei Cortisol so häufig vorkommen, entziehen sich dieser Logik. Sie liegen im Graubereich zwischen „alles in Ordnung" und „eindeutig krank".

Für Betroffene bedeutet das oft: Sie fallen durch das Raster. Sie fühlen sich unverstanden, nicht ernst genommen, manchmal werden die Probleme sogar als „psychisch" abgestempelt. Genau dieser blinde Fleck macht Cortisol-Disbalancen so belastend.

Warum Cortisol oft fehlinterpretiert wird

Cortisol gilt als Stresshormon – und erhält sofort das Etikett: „Stress hast du doch selbst in der Hand. Mach Yoga, schalte ab, dann wird's schon." So einfach ist es nicht. Stress ist nicht nur ein Gefühl, sondern eine biochemische Realität. Wenn Cortisol dauerhaft aus der Spur gerät, wirkt das tief in deinen Stoffwechsel hinein. Hinzu kommt: Cortisolprobleme sind keine Seltenheit, sondern Massenphänomene. Unsere moderne Lebensweise ist ein Dauertrigger: Schichtarbeit, ständige Erreichbarkeit, Informationsflut, ungesunde Ernährung, zu wenig Schlaf. All das hält die Stressachse auf Anschlag. Das heißt: Wer Symptome spürt, ist nicht „empfindlich". Er reagiert normal auf unnormale Umstände.

Cortisol und die „kleinen" Beschwerden

Viele Frauen berichten, dass ihre Symptome in den Wechseljahren schlimmer werden. Männer stellen fest, dass sie mit Mitte 40 plötzlich an Gewicht zunehmen, obwohl sie weniger essen. Eltern mit kleinen Kindern klagen über Schlafprobleme, selbst wenn das Baby längst durchschläft.

Was all diese Erfahrungen verbindet, ist oftmals ein gestörter Cortisolspiegel, denn unsere Cortisolausschüttung passt sich unseren Lebensumständen an – und wenn die Belastung nicht nachlässt, summiert sie sich und wird pathologisch. Aus Unruhe wird Schlaflosigkeit, aus Gewichtszunahme Insulinresistenz, aus Anspannung Bluthochdruck. Die Kette ist schleichend, aber real. Und sie macht deutlich: Cortisolprobleme sind nicht nur ein individuelles Thema, sondern ein gesellschaftliches.

Das könntest du sein

- Nimm Claudia, 38, Juristin, zwei Kinder. Sie sagt: „Ich funktioniere, aber ich lebe nicht mehr." Ihre Tage beginnen um 6 Uhr und enden gegen Mitternacht. Sie ist müde, sobald sie aufsteht, treibt sich mit Kaffee durch den Vormittag, isst mittags hastig, fällt nachmittags in ein Loch, bekommt gegen 21 Uhr einen Energieschub – und liegt dann wieder stundenlang wach. Ärzte bescheinigen ihr: Blutwerte normal, Organfunktionen normal. Doch sie weiß: So geht es nicht weiter.
- Oder Daniel, 55, Betriebsleiter in einem mittelständischen Unternehmen. Früher sportlich, leistungsfähig, energiegeladen. Heute: Bauchansatz, Erschöpfung, Gereiztheit. Er erklärt es sich mit dem Alter – bis er entdeckt, dass Cortisol seinen Stoffwechsel aus dem Takt gebracht hat.

Diese Beispiele sind keine Einzelfälle. Sie sind typisch. Sie zeigen, dass Cortisol-Disbalancen nicht in eine bestimmte Schublade gehören, sondern alle treffen können.

Erste Schritte zur Selbstwahrnehmung

Bevor du dich in Laborwerte stürzt, lohnt es sich, auf deine eigenen Signale zu achten. Dafür reicht manchmal ein einfaches Notizbuch.

Notiere eine Woche lang:

- Wie wach oder müde bist du morgens, mittags, abends?
- Spürst du klare Unterschiede oder bleibst du den ganzen Tag im gleichen Modus?
- Wann bist du gereizt, wann entspannt?
- Achte darauf, ob es zu bestimmten Uhrzeiten oder Situationen auftritt.
- Wann hast du Hunger, wann Heißhunger?
- Echter Appetit oder plötzliche Lust auf Süßes oder Salziges?
- Wie gut schläfst du ein, wie oft wachst du auf?
- Notiere Uhrzeiten, besonders bei nächtlichem Wachwerden.
- Wie konzentriert bist du tagsüber?
- Beobachte, wann es dir schwerfällt, dich zu fokussieren.
- Wie stabil ist deine Stimmung?
- Schwankt sie im Laufe des Tages deutlich?
- Welche körperlichen Signale treten auf?
- Herzklopfen, Kopfschmerzen oder Schweißausbrüche sind ebenfalls Hinweise.

Schon nach wenigen Tagen wirst du Muster erkennen. Vielleicht das klassische Nachmittagstief. Oder das nächtliche Wachwerden. Oder den Energieschub am späten Abend. Diese Muster sind die ersten Hinweise darauf, dass eine unnormale Cortisolausschüttung beteiligt ist.

Warum es Mut braucht, hinzuschauen

Es klingt einfach, sich selbst zu beobachten. Doch viele schrecken davor zurück. Denn wer die eigenen Symptome ernst nimmt, muss sich eingestehen: Es ist mehr als nur Alltagsstress.

Das macht Angst. Aber es ist auch der erste Schritt zur Veränderung. Denn nur wer erkennt, dass er betroffen ist, kann aktiv etwas tun.

Der erste Schritt ist, die Signale wahrzunehmen.
Der zweite ist, sie zu verstehen.

Und wie geht's weiter?

Der Sinn dieses Kapitels war nicht, dich in Angst zu versetzen, sondern dich zu sensibilisieren. Wenn du dich in den beschriebenen Mustern wiedererkennst, bist du weder schwach noch hysterisch oder eingebildet – du bist betroffen. Und das ist die gute Nachricht, denn Betroffenheit bedeutet Handlungsfähigkeit: Du kannst etwas verändern. Dieses Buch begleitet dich Schritt für Schritt dabei – vom Verstehen über die passenden Werkzeuge bis hin zur Umsetzung. Im nächsten Kapitel erfährst du deshalb, wie Cortisol in deinem Körper wirkt, wie es reguliert wird und warum es so entscheidend für dein Wohlbefinden ist.

2 Cortisol aus der Balance

Stell dir deinen Körper wie ein Orchester vor. Jedes Instrument spielt seinen Part: Herz, Lunge, Stoffwechsel, Immunsystem. Cortisol ist dabei nicht das lauteste Instrument, sondern eher das Schlagzeug, das im Hintergrund den Rhythmus vorgibt. Ohne diesen Takt bricht die Ordnung zusammen.

Gerät Cortisol aus der Balance, verliert der Körper den Takt. Plötzlich passt nichts mehr so richtig zusammen: Energie und Müdigkeit kommen zur falschen Zeit, Hunger und Sättigung geraten durcheinander, die Stimmung schwankt, der Schlaf entgleist.

Das Problem: Wir bemerken es nicht sofort. Cortisol-Disbalancen entwickeln sich schleichend. Anfangs sind es nur kleine Verschiebungen, die leicht als „Stress" oder „zu viel Arbeit" abgetan werden. Doch mit der Zeit häufen sich die Signale.

„Zu viel" und „zu wenig" – ein Kreislauf

Spannend ist: Viele Betroffene durchlaufen beide Extreme. Am Anfang reagiert der Körper mit erhöhter Cortisolproduktion, um den Dauerstress zu bewältigen. Doch irgendwann kippt das System. Die Nebennierenrinde (der Ort im Körper, wo das Cortisol gebildet wird) schafft es nicht mehr, das hohe Niveau zu halten – und die Werte fallen ab. Dann fühlt man sich wie leergepumpt.

Das erklärt, warum manche Menschen zuerst unter Schlaflosigkeit und innerer Unruhe leiden, später aber in tiefe Erschöpfung rutschen. Es ist kein Widerspruch, sondern eine Abfolge.

Dass Cortisol aus der Balance ist, zeigt sich selten in einem einzigen Symptom, sondern in der Summe vieler kleiner Störungen.

Die drei Gesichter der Disbalance

Eine Disbalance von Cortisol hat nicht nur eine Form, sondern gleich drei: Überproduktion, Erschöpfung oder ein verschobener Tagesrhythmus. Diese Gesichter treten oft nacheinander auf oder mischen sich – was erklärt, warum Betroffene gleichzeitig völlig unterschiedliche Symptome erleben können. Entscheidend ist, das Muster zu erkennen: Ob der Körper unter Dauerstress steht, ob er erschöpft ist oder ob die innere Uhr durcheinandergeraten ist. Wer die Zusammenhänge versteht, kann die Warnsignale besser deuten. Und genau darin liegt der erste Schritt, um die Balance wiederzufinden.

Zu viel Cortisol	**Zu wenig Cortisol**	**Rhythmus verloren**
Der Körper ist im Dauerstress, im ständigen Alarmmodus. **Folgen:** Schlaflosigkeit, innere Unruhe, Gewichtszunahme (vor allem am Bauch), Gereiztheit, erhöhte Infektanfälligkeit.	Nach Jahren von Dauerstress ermüden die Nebennieren, die Produktion bricht ein. **Folgen:** tiefe Müdigkeit, Antriebslosigkeit, Schwindel, Kreislaufprobleme, Gefühl von „Ausgebranntsein".	Der natürliche Tagesrhythmus gerät durcheinander: morgens zu wenig Cortisol, abends zu viel – oder der Spiegel bleibt insgesamt abgeflacht. **Folgen:** morgens schwer in Gang kommen, abends hellwach, nachts Schlafstörungen.

Mini-Selbsttest: Könnte Cortisol eine Rolle spielen?

Beantworte die folgenden Fragen spontan mit Ja oder Nein:

	Ja	Nein
1. Wachst du morgens regelmäßig müde auf – auch nach sieben oder acht Stunden Schlaf?	☐	☐
2. Kennst du das Gefühl, am Nachmittag „abzustürzen" und dringend Zucker oder Kaffee zu brauchen?	☐	☐
3. Fällt es dir schwer, abends zur Ruhe zu kommen?	☐	☐
4. Hast du in den letzten Monaten an Gewicht zugelegt, vor allem am Bauch?	☐	☐
5. Erlebst du Stimmungsschwankungen, Gereiztheit oder innere Unruhe häufiger als früher?	☐	☐
6. Bist du öfter erkältet oder dauert es länger, bis du gesund wirst?	☐	☐
7. Hast du das Gefühl, „nie richtig fit" zu sein, egal, wie sehr du dich bemühst?	☐	☐

Wenn du bei drei oder mehr Fragen innerlich genickt hast, ist die Wahrscheinlichkeit hoch, dass dein Cortisolspiegel aus der Balance geraten ist.

Cortisol ist wichtig – und gleichzeitig unterschätzt

Viele Hormone sind uns geläufig: Insulin, Östrogen, Testosteron. Cortisol dagegen wirkt unscheinbar. Es gibt selten Schlagzeilen, es gibt kein „Anti-Cortisol-Medikament“, das Lifestyle-Magazine feiern würden. Und doch beeinflusst es fast alle Systeme. Es ist wie der Taktgeber, der kaum beachtet wird – bis er fehlschlägt.

Bevor du Laborwerte messen lässt, kannst du selbst beobachten, ob dein Cortisol im Takt ist. Schau dir deine Checkliste auf der vorherigen Seite an. Wie war dein Ergebnis?

Dein Körper reagiert nicht „falsch“ – es ist sein Programm

Ein wichtiger Gedanke: Cortisol-Disbalancen sind keine Fehlfunktion im klassischen Sinn. Dein Körper reagiert genau so, wie er programmiert ist – nur passt das Programm nicht mehr zur heutigen Welt. Dauerstress, Schichtarbeit, Lichtreize und Informationsflut lassen Cortisol hochlaufen oder aus dem Rhythmus geraten. Dein Körper tut, was er immer tut: Er versucht, dich zu schützen.

Und wie geht's weiter?

Wir haben gesehen, wie unterschiedlich eine Cortisol-Disbalance aussehen kann: von Schlaflosigkeit bis Erschöpfung, von innerer Unruhe bis zu morgendlicher Antriebslosigkeit. Doch um die vielen Gesichter zu verstehen, müssen wir Cortisol selbst ins Blickfeld rücken. Was genau ist dieses Hormon, warum spielt es eine so zentrale Rolle und wie hält es unseren Körper im Gleichgewicht? Genau das beleuchtet das nächste Kapitel.

3 Ursachen von Disbalancen

Dass Cortisol aus der Balance geraten kann, haben wir gesehen. Doch die nächste Frage lautet: Warum passiert das? Die Antwort ist nicht simpel. Es gibt nicht die eine Ursache. Vielmehr ist es ein Zusammenspiel aus Lebensstil, Umwelt und individuellen Faktoren. Cortisol reagiert auf alles, was dein Körper als Belastung wahrnimmt: Stress im Job, zu wenig Schlaf, schlechte Ernährung, zu viel Training, Dauerbeschallung durch Medien, aber auch hormonelle Veränderungen, Krankheiten oder Medikamente.

Wenn du also Symptome einer Cortisol-Disbalance spürst, bedeutet das selten: „Ein Faktor ist schuld." Meist handelt es sich um eine Summe kleiner Störungen, die sich gegenseitig verstärken.

Die 9 Faktoren der Cortisol-Disbalance

1 Chronischer Stress – der Daueralarm

Stress ist die bekannteste Ursache. Evolutionär sinnvoll: Cortisol steigt, wenn Gefahr droht. Doch unser Körper unterscheidet nicht, ob wir vor einem Säbelzahntiger fliehen oder ob uns 87 ungelesene E-Mails anspringen.

Bleibt der Stresspegel hoch, bleibt auch Cortisol hoch. Anfangs bringt das Energie. Doch irgendwann kippt es: Der Körper läuft heiß, das Immunsystem wird schwächer, Schlaf und Stimmung leiden.

Alltagsszene: Du hetzt morgens ins Büro, schon beim Frühstück erste Mails. Tagsüber ständig Termine, Telefonate, Unterbrechungen. Abends willst du runterkommen – aber das System bleibt im Alarmmodus. Dein Körper weiß nicht, dass es „nur Arbeit" war; für ihn war es Dauergefahr.

Dein Körper kann nicht unterscheiden,
ob du gejagt wirst – oder ob du dich selbst hetzt.

2 Schlafmangel – wenn die Nacht keine Ruhe bringt

Schlaf ist der wichtigste Regulator für Cortisol. Normalerweise sinkt Cortisol am Abend, damit du einschlafen kannst, und steigt am Morgen, um dich zu wecken. Wird der Schlaf gestört – zu kurz, zu flach, zu unruhig –, gerät dieser Rhythmus durcheinander.

- Zu spätes Zubettgehen, Bildschirmlicht, Schichtarbeit, kleine Kinder und ihre benötigte Daueraufmerksamkeit durch die Eltern – all das verschiebt die Cortisolkurve.
- Folge: Morgens kein Energiehoch, abends kein Ruhepunkt.

Notiere eine Woche lang:

- Blaulicht am Abend (Smartphone, Laptop)
- Späte, schwere Mahlzeiten
- Alkohol als „Einschlafhilfe“ (stört die Nachtkurve der Cortisolausschüttung)
- Unregelmäßige Bettzeiten

3 Ernährung – wenn sie Stress macht

Fast Food und Zucker beeinflussen Cortisol, vor allem durch das durch sie ausgelöste ständige Auf und Ab des Blutzuckers. Blutzuckerspitzen und dadurch hohe Insulinausschüttungen bringen den natürlichen Insulin-Glucose-Stoffwechsel durcheinander und zu hohe Insulinproduktionen sorgen für zu niedrige Blutzuckerwerte – die Folge: Stress und hohe Cortisolwerte, begleitet von Heißhungerattacken. Denn sinkt der Blutzucker zu stark, schüttet der Körper Cortisol aus, um gegenzusteuern. Dieses Auf und Ab zwischen „zu hoch" und „zu niedrig" stresst das Hormonsystem.

- Zu viel Zucker ▸ ständige Insulinspitzen ▸ zu niedriger Blutzucker ▸ Cortisol steigt.
- Zu wenig Nahrung (Crash-Diäten) ▸ Körper im Alarmmodus ▸ Cortisol steigt.
- Zu viel Kaffee ▸ kurzfristiger Kick, langfristig Stress.

Insulin senkt den Blutzucker, Cortisol hebt ihn. Sind beide im Dauerclinch, drohen Insulinresistenz (mehr dazu ab Seite 44) und Gewichtszunahme.

4 Übertraining – wenn Bewegung zur Belastung wird

Sport ist gesund. Aber zu viel, zu hart, zu häufig – der Körper reagiert mit Stress statt mit Regeneration. Cortisol steigt bei jedem Training, um Energie bereitzustellen. Normalerweise sinkt es danach wieder. Doch ohne Pausen bleibt es oben.

- Typisch: Läufer oder Fitnessfans, die viel trainieren und trotzdem erschöpft sind, oft sogar Gewicht zulegen.

- Vor allem Frauen sind anfälliger, wenn sie zyklusunabhängig trainieren.
- Häufige Infekte, langsame Regeneration
- Schlafprobleme nach Abendtraining

5 Medien und digitale Dauerreize

Unser Nervensystem ist nicht zu „Digital Detox" fähig. Ständige Nachrichten, Social Media, Push-Mitteilungen – jede Info erzeugt Mikrostress. Cortisol reagiert auch auf diesen Input.

- Blaulicht hemmt Melatonin, Cortisol bleibt hoch.
- Social Media = Vergleich mit künstlich perfektionierten Social-Media-Persönlichkeiten, Bewertung des Gesehenen ▶ unterschwelliger Stress
- Dauerinput = Sympathikus auf Dauerbetrieb.

Auch ein Smartphone kann dein Cortisol triggern – ganz ohne Drama.

6 Hormonelle Veränderungen und Lebensphasen

Cortisol reagiert auf Veränderungen im gesamten Hormonhaushalt. Pubertät, Schwangerschaft, Wechseljahre, aber auch PMS sind typische Phasen, in denen Disbalancen auffallen. Frauen sind durch die Wechselwirkung von Östrogen, Progesteron und Cortisol besonders sensibel.

Kinder reagieren sehr stark auf Stress. Dauerhafter Stress in der frühen Kindheit kann die Cortisolregulation auf Jahre prägen (beachte den Exkurs Kinder ab Seite 87).

7 Umwelt und Gifte

Feinstaub, Lärm, Chemikalien, Medikamente – alles unterschwellige Stressoren, die das Cortisolsystem reizen. Sie wirken nicht so sichtbar wie Stress oder Schlafmangel, aber sie summieren sich.

8 Krankheiten und Entzündungen

Chronische Entzündungen, Infekte, Autoimmunerkrankungen – sie alle beeinflussen Cortisol. Denn Cortisol ist ein entzündungsmodulierendes Hormon. Ständige Immunaktivität bedeutet: Cortisol läuft ständig mit. Auf Dauer überlastet das die Achse und verschiebt den gesamten Hormonhaushalt. Besonders spannend ist der Zusammenhang zu Stoffwechselkrankheiten wie Diabetes. Hierbei spielt Cortisol eine Doppelrolle: Einerseits beeinflusst es direkt den Blutzucker, andererseits gerät es selbst durch Insulinspitzen aus dem Takt. Dieses Wechselspiel werden wir später noch genauer betrachten (mehr zum Thema „Gestörter Stoffwechsel" ab Seite 51). Dort erfährst du, warum Cortisol und Insulin wie Gegenspieler wirken – und warum das Risiko für Diabetes steigt, wenn Cortisol dauerhaft hoch ist.

9 Psychische Belastungen

Angst, Trauer, Depression, Daueranspannung – sie sind nicht nur „im Kopf", sondern biochemisch spürbar. Cortisol bildet hier die Brücke zwischen Psyche und Körper.

Zusammenspiel – das multifaktorielle Bild

In der Realität wirken diese Faktoren selten isoliert. Viel häufiger addieren sie sich: Stress im Job + Schlafdefizit + zu viel Kaffee + wenig Bewegung + Bildschirm bis nachts. Das Ergebnis: Cortisol im Chaos.

Was du dir merken solltest

- Cortisol reagiert nicht auf eine Ursache, sondern auf viele.
- Kleine Faktoren summieren sich.
- Wer Ursachen versteht, erkennt eigene Stellschrauben.

Und wie geht's weiter?

Im nächsten Teil des Buches schauen wir tiefer: Was macht Cortisol im Körper genau? Welche Mechanismen erklären die Vielfalt der Symptome? Und wie wirkt Cortisol im gesunden und im gestörten Stoffwechsel?

TEIL 2

Cortisol verstehen

Grundlagen
und Mechanismen

4 Was ist Cortisol? Funktion, Wirkung und Regelkreise

Cortisol gehört zu den zentralen Hormonen des Körpers. Es beeinflusst den Stoffwechsel, den Kreislauf, das Immunsystem und die Stressreaktion gleichermaßen. Es steuert vor allem in Stress- oder Mangelsituationen, wie wir Energie bereitstellen, Entzündungen im Zaum halten und nach Belastungen wieder ins Gleichgewicht zurückfinden. Damit ist Cortisol einer der vielseitigsten Regler unseres Organismus und hierdurch unverzichtbar für Gesundheit, Stabilität und Überleben.

Produktion in den Nebennieren

Cortisol (Hydrocortison) ist ein Steroidhormon aus der Gruppe der Glucocorticoide. Es wird in der Nebennierenrinde synthetisiert (produziert) – vor allem in der mittleren Schicht (Zona fasciculata). Die Produktion wird durch das Hypothalamus-Hypophysen-Nebennierenrinden-Achsen-System (HPA-Achse) gesteuert. Der Hypothalamus im Gehirn schüttet das Corticotropin-Releasing-Hormon (CRH) aus, das die Hypophyse anregt, das adrenocorticotrope Hormon (ACTH) zu produzieren. Dieses Hormon wiederum stimuliert die Nebennieren, Cortisol zu synthetisieren und freizusetzen. Dies erfolgt, indem sich ACTH an Rezeptoren der Nebennierenrinde bindet. So werden die Cholesterinaufnahme sowie die Enzymaktivität zur Cortisolbiosynthese gefördert.

Man kann sich die Nebennieren wie zwei kleine Hormondrüsen in der Größe einer Walnuss vorstellen, die wie Kappen auf den Nieren sitzen. In ihrer Rinde liegen drei Schichten übereinander – vergleichbar mit den Schichten einer Torte. Jede Schicht hat eine eigene Aufgabe: Die äußerste produziert Mineralocorticoide für den Salz- und Wasserhaushalt, die mittlere Cortisol als zentrales Glucocorticoid, die innerste Androgene als Vorstufen der Sexualhormone. Die Cortisolproduktion ist also ein präzise zugeordnetes Geschehen, das nicht zufällig irgendwo im Körper abläuft, sondern an dieser klar definierten Stelle.

Besonders wichtig ist der Ausgangsstoff Cholesterin. Ohne Cholesterin kann der Körper kein Cortisol bilden. Enzyme in der Nebennierenrinde wandeln das Cholesterin in mehreren Schritten in Cortisol um. Das erklärt, warum eine extrem cholesterinarme Ernährung oder Störungen im Fettstoffwechsel auch Einfluss auf die Cortisolbildung haben können – im Normalfall reicht die körpereigene Cholesterinversorgung aber aus, um die Produktion sicherzustellen.

Alltagssituation: akuter Schreckmoment

Stell dir vor, du gehst über die Straße, und ein Auto hupt plötzlich laut direkt neben dir. Dein Gehirn registriert in Sekundenbruchteilen die Gefahr. Der Hypothalamus schüttet CRH aus, die Hypophyse schickt ACTH ins Blut, die Nebennierenrinde produziert Cortisol – und schon stehen dir Energie und Wachheit zur Verfügung, um blitzschnell zur Seite zu springen.

Dieser „Schreckmoment" zeigt die Aufgabe des Systems: Es macht dich in kritischen Augenblicken sofort handlungsfähig. Der Ablauf ist automatisch, ohne dass du bewusst darüber nachdenken musst. Vielleicht bist du Cortisol auch schon außerhalb des Körpers begegnet – in Form von Medikamenten. Wer einmal eine Cortisoncreme gegen eine Hautentzündung aufgetragen oder Cortisontabletten nach einer Operation genommen hat, kennt die Wirkung. Diese Präparate sind künstlich hergestellte Varianten des körpereigenen Hormons. Der Unterschied: In der Medizin wird Cortison gezielt und in höherer Dosierung eingesetzt. Die Nebenniere dagegen reguliert die Cortisolproduktion laufend – mal mehr, mal weniger, je nach Situation.

So entsteht Cortisol

Gehirn registriert: Energie wird gebraucht

↓

Hypothalamus setzt CRH frei

↓

Hypophyse reagiert und gibt ACTH ins Blut ab

↓

ACTH erreicht die Nebennierenrinde (Zona fasciculata)

↓

Cholesterin dient als Rohstoff und wird aufgenommen

↓

Enzyme wandeln Cholesterin in Cortisol um

↓

Cortisol gelangt ins Blut und wirkt im ganzen Körper

So zeigt sich: Diese unscheinbaren kleinen Drüsen über den Nieren sind hochsensible Produzenten. Sie sorgen Tag für Tag dafür, dass unser Körper Energie bereitstellen, Stresssituationen meistern und lebenswichtige Funktionen steuern kann.

Die HPA-Achse als zentrales Steuerungssystem

Damit der Cortisolspiegel im Gleichgewicht bleibt, verlässt sich der Körper auf ein ausgeklügeltes System: die Hypothalamus-Hypophysen-Nebennierenrinden-Achse, kurz HPA-Achse. Sie ist die Schaltzentrale, die Gehirn und Nebenniere verbindet und den Cortisolspiegel ständig anpasst.

Der Ablauf ist streng hierarchisch organisiert. Im Hypothalamus, einer kleinen Region im Zwischenhirn, beginnt die Steuerung. Dort wird das Corticotropin-Releasing-Hormon (CRH) freigesetzt. Dieses gelangt zur Hypophyse, einer erbsengroßen Drüse an der Basis des Gehirns. Die Hypophyse reagiert sofort und schüttet das adrenocorticotrope Hormon (ACTH) aus. ACTH ist der direkte Befehl an die Nebennierenrinde: „Produziere Cortisol."

In der Zona fasciculata, der mittleren Schicht der Nebennierenrinde, setzt dann die Biosynthese ein. Cholesterin dient als Grundbaustein, aus dem mithilfe von Enzymen Cortisol entsteht. Das frisch produzierte Hormon wird ins Blut abgegeben und erreicht innerhalb von Minuten jede Zelle des Körpers.

Damit es nicht zu viel wird, arbeitet die HPA-Achse mit einem eingebauten Bremsmechanismus. Steigt der Cortisolspiegel an, meldet er sich über eine negative Rückkopplung zurück. Hypothalamus und Hypophyse drosseln ihre Signale; die Produktion verlangsamt sich. Fällt der Cortisolspiegel, wird die Achse wieder aktiviert. So bleibt der Spiegel im Blut flexibel, aber nie völlig außer Kontrolle.

Alltagssituation: aktive HPA-Achse

Diese komplizierte Kette klingt sehr theoretisch, aber sie läuft bei dir jeden Tag ab – oft ohne dass du es bemerkst.

Vor einer Prüfung: Dein Herz klopft schneller, die Hände werden feucht, der Kopf ist hellwach. Das ist Cortisol, das deinem Gehirn sofort Energie bereitstellt.

In einer Gefahrensituation: Du stolperst, rutschst aus, fängst dich blitzschnell ab. Innerhalb von Sekundenbruchteilen hat die HPA-Achse Cortisol mobilisiert, damit Muskeln, Kreislauf und Gehirn reagieren können.

Nach einer durchwachten Nacht: Eigentlich sollte Cortisol in den frühen Morgenstunden ansteigen und abends sinken. Bleibst du wach, ist die Kurve verschoben. Am nächsten Tag bist du gereizt, unkonzentriert, dein Energielevel stimmt nicht mehr – die Achse ist aus dem Takt geraten.

So steuert die HPA-Achse dein Cortisol

Hypothalamus registriert Stress oder Bedarf und setzt CRH frei

↓

Hypophyse erhält CRH und gibt ACTH ins Blut ab

↓

Nebennierenrinde reagiert auf ACTH und bildet Cortisol aus Cholesterin

↓

Rückkopplung: Cortisol meldet „Genug da" und Hypothalamus/Hypophyse drosseln die Signale

Solche Situationen zeigen, wie stark die HPA-Achse unser Leben prägt. Sie hält uns leistungsfähig, macht uns wach, sorgt für Schutz – und zeigt uns gleichzeitig, wie empfindlich unser innerer Takt reagiert.

Was die Balance stört

Die HPA-Achse ist darauf ausgelegt, auf kurze Belastungen zu reagieren. Wenn diese Belastungen jedoch nicht enden, gerät das System aus dem Lot.

- **Dauerstress:** Bleiben Belastungen über Wochen bestehen, bleibt auch die Achse dauerhaft aktiviert. Cortisol steigt chronisch an – mit Folgen für Schlaf, Stoffwechsel und Immunsystem.
- **Schichtarbeit:** Ständige Verschiebungen von Tag und Nacht bringen die Cortisolkurve durcheinander. Morgenspitzen und Abendabsenkungen verschwimmen – der Körper verliert die Orientierung.
- **Entzündungen:** Chronische Infektionen oder stille Entzündungen reizen das System immer wieder und halten die Produktion in Gang.
- **Psychische Belastungen:** Traumata oder lang anhaltende Ängste verändern die Rückkopplung. Manche Betroffene haben dauerhaft erhöhte Cortisolspiegel, andere einen „Erschöpfungszustand“, bei dem kaum noch Cortisol gebildet wird.

All diese Faktoren zeigen: Die HPA-Achse ist ein sensibles System. Sie hält uns gesund, solange sie in Balance arbeitet – doch sie ist auch die Schnittstelle, an der moderne Lebensbedingungen besonders angreifen.

Fazit

Die HPA-Achse ist das Steuerzentrum des Cortisols. Sie übersetzt Signale aus dem Gehirn in konkrete hormonelle Antworten und sorgt dafür, dass der Cortisolspiegel flexibel bleibt. Ohne sie könnten wir weder auf Gefahren reagieren noch unseren Alltag meistern. Gleichzeitig macht ihre Feinabstimmung deutlich, warum Cortisol so schnell aus dem Gleichgewicht gerät – und warum es so wichtig ist, die Balance zu verstehen und zu schützen.

Zirkadianer Rhythmus – Cortisol im Tagesverlauf

Cortisol ist lebenswichtig und stellt in Stresssituationen Energie bereit. Es folgt einem täglichen Rhythmus, dem sogenannten zirkadianen Rhythmus.

Gesunde haben morgens die höchsten Cortisolwerte. Diese „Morgenspitzen" finden von ca. 6 bis 8 Uhr statt, um den Körper auf den Tag vorzubereiten. Ein typisches Merkmal ist der sogenannte Cortisol Awakening Response – ein deutlicher Anstieg des Cortisolspiegels kurz nach dem Aufwachen. Danach sinkt der Spiegel im Laufe des Tages kontinuierlich ab und ist in der Nacht am niedrigsten. Gegen Mitternacht lassen sich die niedrigsten Werte messen. Dieser Rhythmus beeinflusst den gesamten Schlaf-Wach-Zyklus, das körperliche Energielevel und sogar die Stimmung eines Menschen. Störungen des Rhythmus – etwa durch Schichtarbeit, Schlafmangel oder anhaltenden Stress – können den Cortisolspiegel aus dem Gleichgewicht bringen und gesundheitliche Probleme verursachen. Auch das adrenocorticotrope Hormon (ACTH), das die Nebennierenrinde stimuliert, folgt einem Tag-Nacht-Rhythmus: Am Morgen ist es deutlich höher als am Abend.

Warum der Tagesrhythmus so entscheidend ist

Man kann den Cortisolverlauf mit dem Takt einer inneren Uhr vergleichen. Er sorgt dafür, dass wir morgens wach werden, tagsüber leistungsfähig und abends müde sind. Gerät diese Uhr aus dem Gleichgewicht, verschiebt sich der gesamte Tagesablauf: Wir sind morgens erschöpft, mittags gereizt und abends hellwach.

Ein entscheidender Taktgeber von außen ist das Sonnenlicht. Licht, das über die Augen wahrgenommen wird, synchronisiert die innere Uhr mit der Außenwelt. Besonders wichtig sind die ersten 20–30 Minuten Tageslicht am Morgen, die die Ausschüttung von Cortisol ankurbeln und den typischen Morgenspitzenwert ermöglichen. Wer selten ins Freie kommt, wer in dunklen Wintermonaten morgens kaum Tageslicht abbekommt oder wer häufig Nachtschichten macht, riskiert, dass dieser wichtige Impuls ausbleibt. Das Ergebnis: Müdigkeit, Energielöcher, Gereiztheit. Langfristig führt eine gestörte Tageskurve nicht nur zu Schlafproblemen, sondern auch zu einer erhöhten Anfälligkeit für Infekte, Blutzuckerschwankungen und gesteigerte innere Unruhe.

Normale Kurve: Hoher Anstieg kurz nach dem Aufwachen, gleichmäßiges Absinken, Tiefpunkt um Mitternacht.
Schichtarbeit-Kurve: Verschobene Spitzen, keine klare Nachtabsenkung
Dauerstress-Kurve: Hoher Grundspiegel ohne deutliche Absenkung.
Burn-out-Kurve: Flache Linie ohne Morgenspitze; dauerhaft niedrig.

Mit der grafischen Darstellung rechts siehst du auf einen Blick, warum du dich morgens gerädert, abends überdreht oder tagsüber leer fühlen könntest.

Wenn der Rhythmus gestört ist

Schichtarbeit

Die ständige Verschiebung von Tag und Nacht bringt die Cortisolkurve durcheinander. Morgenspitzen und Abendabsenkungen verschwimmen, die Energie verteilt sich ungleichmäßig.

Chronischer Schlafmangel

Wer regelmäßig zu spät ins Bett geht, verschiebt die Cortisolkurve. Die Morgenspitze wird schwächer, Müdigkeit zieht sich durch den Tag.

Stress am Abend

Grübeln, Überstunden oder intensiver Medienkonsum halten die Achse aktiv. Cortisol bleibt erhöht, das Einschlafen fällt schwer.

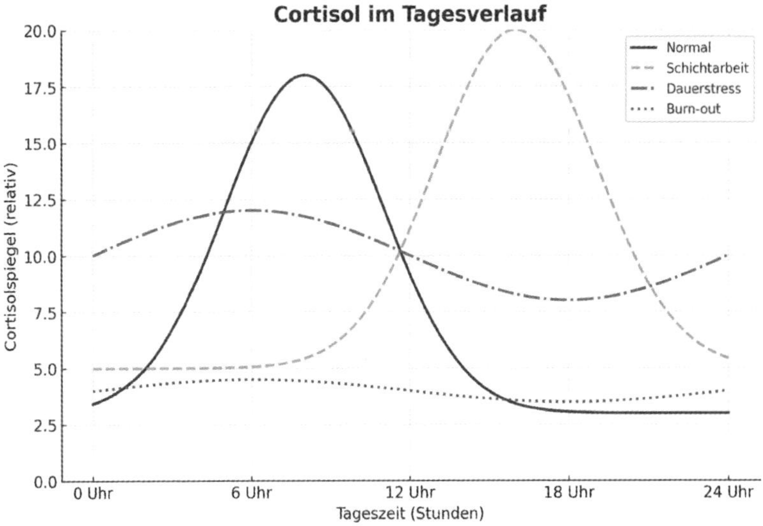

Drei Schlüssel für einen stabilen Cortisolrhythmus

- Morgens Licht tanken: Direkt nach dem Aufstehen 20 Minuten ins Tageslicht gehen – auch an bewölkten Tagen.
- Abends Licht dimmen: Helles Kunstlicht und Bildschirme zwei Stunden vor dem Schlafengehen reduzieren.
- Regelmäßige Schlafzeiten: Möglichst zur gleichen Zeit ins Bett gehen und aufstehen – auch am Wochenende.

Cortisol folgt einem inneren Takt – wer morgens Licht tankt und abends zur Ruhe kommt, hält diesen Rhythmus stabil.

Das könntest du sein

Clemens, 44, IT-Spezialist, arbeitet seit Jahren im Homeoffice. Seine Tage beginnen spät, oft schaltet er den Laptop erst gegen Mittag an, dafür läuft er bis nach Mitternacht auf Hochtouren. Morgens fühlt er sich wie gerädert, Kaffee ist Pflicht, und er wundert sich, warum seine Konzentration erst am späten Abend richtig kommt. Ärzte finden keine Auffälligkeiten in den Standardwerten. Erst ein Cortisol-Tagesprofil zeigt die Ursache: Der typische Morgenanstieg fehlt, stattdessen erreicht sein Cortisol am Abend Spitzenwerte. Clemens lebt buchstäblich im verschobenen Takt – sein innerer Rhythmus läuft konträr zur Außenwelt.

Cortisol im gesunden Stoffwechsel

Neben der vielfach bekannten Stressregulation wirkt Cortisol tief in den Stoffwechsel hinein: Es stellt Energie bereit, lenkt Nährstoffe, moduliert Entzündungen und beeinflusst Kreislauf, Immunabwehr, Fortpflanzung und Gehirnleistung. Deshalb ist ein ausbalancierter Cortisolspiegel nicht nur für das „Stressmanagement", sondern für fast alle Körperfunktionen zentral.

Blutzuckerregulation/Glucosestoffwechsel

Cortisol hat entscheidenden Einfluss auf den Blutzuckerspiegel. Der Blutzuckerspiegel muss im menschlichen Organismus immer wieder fein angepasst werden, damit Gehirn, Muskeln und alle Organe kontinuierlich Energie erhalten. Bleibt der Spiegel dauerhaft zu hoch, entwickeln sich Stoffwechselstörungen – auf Dauer droht die Entstehung eines Diabetes mellitus des Typs 2.

Cortisol erhöht den Blutzuckerspiegel bei Bedarf, indem es die Gluconeogenese fördert. Dabei wird in der Leber aus Nicht-Kohlenhydratquellen, beispielsweise aus Aminosäuren und Glycerin, Glucose hergestellt.

Cortisol hemmt gleichzeitig auch die Glucoseaufnahme in Muskel- und Fettzellen, um die Verfügbarkeit von Glucose im Blut zu erhöhen. In der Folge sinkt die Wirkung von Insulin. Cortisol hat damit eine „insulin-antagonistische" Eigenschaft, schwächt dessen Effektivität also ab. Durch diese Eigenschaft ist es ein entscheidender Mitspieler bei blutzuckerassoziierten Erkrankungen (mehr dazu ab Seite 70).

So merkst du es im Alltag: Heißhunger nach Stress, „Mittagsloch", Müdigkeit nach süßen oder weißmehligen Speisen, wechselhafte Energie.

Insulin im Fokus

Eine für den Organismus und die Gesundheit sehr relevante Funktion von Cortisol ist die Regulation des Blutzuckerspiegels. Es fördert die sogenannte Gluconeogenese – die Neubildung von Glucose in der Leber.

Bei der Gluconeogenese wird Glucose aus Nicht-Kohlenhydrat-Vorstufen neu gebildet. Hierzu zählen beispielsweise Laktat, glucoplastische Aminosäuren und Glycerol.

Der Prozess der Gluconeogenese beschreibt eine wichtige Reserve-Versorgungs-Funktion des Körpers, wenn die Glucoseversorgung durch die Ernährung nicht ausreicht. Die Gluconeogenese wird durch Glucagon und Hormone (wie zum Beispiel Cortisol) stimuliert, die bei niedrigem Blutzuckerspiegel ausgeschüttet werden. Nicht nur ein niedriger Blutzuckerspiegel, auch Stress kann diese Prozesse in Gang setzen. Bei der Gluconeogenese wird durch diese Auslöser folglich der Blutzuckerspiegel erhöht.

Cortisol in seiner insulin-antagonistischen (Wirkung von Insulin mindernden) Eigenschaft ist ein wichtiger Mitspieler, wenn es um Blutzuckerwerte geht. Ein normaler Blutzuckerspiegel ist von zentraler Bedeutung für die Gesundheit. Ist der Blutzuckerspiegel fortwährend erhöht, entwickelt sich eine Insulinresistenz. Diese birgt hohe Gesundheitsrisiken wie etwa Diabetes und hat unbehandelt eine Vielzahl negativer Folgen.

In den meisten Fällen spricht man bei Blutzuckerwerten in einem durchschnittlich leicht erhöhten Bereich medizinisch von einem sogenannten Prädiabetes, der sich bei Nicht-Intervention oft zunächst unbemerkt zu einem Typ-2-Diabetes entwickelt. Dieser Prozess ist jedoch mit den richtigen Maßnahmen in vielen Fällen umkehrbar – insbesondere wenn sich die Insulinresistenz in Kombination mit ungünstigen Lebensgewohnheiten (vor allem ungesunder Ernährung, Bewegungsmangel und Stress) bereits in jüngeren Jahren entwickelt hat.

Da der Blutzuckerspiegel und der Cortisolhaushalt eng miteinander verknüpft sind, ist es wichtig, die Grundlagen der Funktionen von Blutzucker und Insulin zu kennen. Nur so lassen sich Risikofaktoren früh erkennen und eine Routine entwickeln, die sowohl an gesunden Cortisol- als auch an stabilen Blutzuckerspiegeln orientiert ist (mehr dazu ab Seite 54). Mit diesem Wissen und den später im Buch vorgeschlagenen Maßnahmen und Möglichkeiten gelingt es, individuell sinnvolle und wirksame Strategien umzusetzen (mehr dazu ab Seite 181).

Lipidstoffwechsel (Fettstoffwechsel)

Cortisol fördert die Lipolyse, das heißt den Abbau von Fettgewebe. Hierbei werden Fettsäuren freigesetzt, die als Energiequelle genutzt werden können. Dies erfolgt vor allem durch die Förderung der Wirkung von Adrenalin/Noradrenalin auf das Fettgewebe. Cortisol kann auch die Lipogenese, also die Bildung von Fett, hemmen, wenn der Körper in Stresssituationen zusätzliche Energie benötigt. Gleichzeitig beeinflusst Cortisol die Fettverteilung und führt, wenn der Cortisol-/Blutzuckerspiegel langfristig abnorm erhöht ist, zur Einlagerung von Fett vor allem im Bauchbereich und im Nacken. Dies ist auch als Buffalo-Hump-Phänomen bekannt, das im Kontext des Cushing-Syndroms auftritt (mehr dazu ab Seite 70)

So merkst du es im Alltag: Hartnäckiges Bauchfett trotz „richtiger" Ernährung/Bewegung; schneller Fettzuwachs bei Schlafmangel/Stress.

Proteinstoffwechsel (Eiweißstoffwechsel)

Cortisol wirkt stark „katabol", also abbauend, auf Proteine. Es fördert den Eiweißabbau (vor allem in der Muskulatur) und liefert so Aminosäuren für die Gluconeogenese, die Erzeugung von neuem Glucogen. Der Eiweißabbau kann bei dauerhaft hohem Cortisolspiegel zu Muskelschwund führen und ist von besonderer Relevanz für Sportler, wenn ihr Cortisolspiegel aus der Balance geraten ist (mehr dazu ab Seite 133).

So merkst du es im Alltag: Muskulatur baut sich schlechter auf; schwächere Körperspannung; „weichere" Muskulatur trotz Training.

Elektrolyt- und Wasserhaushalt

Auch wenn Cortisol zu der Untergruppe der Steroidhormone, den Glucocorticoiden, gehört, die den Kohlenhydrathaushalt regulieren, besitzt es auch eine sogenannte „mineralcorticoide" Wirkung.

Wie auch die Glucocorticoide werden die Mineralcorticoide in der Nebenniere produziert. Sie zeichnen sich dadurch aus, dass sie vor allem auf den Mineralstoffhaushalt wirken. Cortisol fördert in seiner mineralcorticoiden Wirkung die Rückresorption von Natrium und Wasser in der Niere und steigert die Kalium- und Calcium-Ausscheidung. Im gesunden physischen Prozess wird überschüssiges Cortisol dabei in der Niere rasch zu Cortison umgewandelt und dadurch inaktiviert.

Geschieht dies nicht, kommt es zu einer sogenannten Retention von Natrium. Eine Retention beschreibt aus medizinischer Sicht das Zurückhalten von Stoffen im Körper, die normalerweise ausgeschieden werden sollten.

Hohe Cortisolspiegel, die nicht ausreichend in Cortison umgewandelt werden, können in der Folge den Blutdruck und das zirkulierende Blutvolumen durch die Natrium-Retention erhöhen.

So merkst du es im Alltag: Wassereinlagerungen, „aufgeschwemmtes" Gefühl, Tendenz zu erhöhtem Blutdruck.

Herz-Kreislauf-System

Cortisol unterstützt das Herz-Kreislauf-System, indem es die Gefäßempfindlichkeit gegenüber den sogenannten Katecholaminen steigert und den Blutdruck erhöht.

Bei Katecholaminen handelt es sich um eine Gruppe chemischer Stoffe. Ein bekanntes im Körper natürlich vorkommendes Katecholamin ist das Adrenalin. Adrenalin sorgt in diesem Zusammenhang dafür, dass die Herzkontraktilität, also die Fähigkeit des Herzens, sich zusammenzuziehen, in Stresssituationen erhöht wird. Es stabilisiert zudem die Blutgefäße in Stresssituationen und trägt im Akutfall zur Aufrechterhaltung des Blutdrucks bei.

So merkst du es im Alltag: Herzklopfen in Stressphasen; schneller Blutdruckanstieg; „innere Unruhe".

Einfluss auf das Immunsystem

Cortisol wirkt entzündungshemmend. Dies wird bewerkstelligt, indem es die Produktion von Entzündungsmediatoren wie Prostaglandinen und Zytokinen hemmt. Es reduziert die Aktivität von Immunzellen wie beispielsweise T-Lymphozyten, Makrophagen und Mastzellen. Diese Wirkung ist nützlich, um bei akuten Entzündungen die Gewebeschädigung zu begrenzen. Allerdings kann ein chronisch erhöhter Cortisolspiegel die Immunabwehr auch schwächen und damit die Anfälligkeit für Infektionen erhöhen.

So merkst du es im Alltag: Häufigere Infekte „ziehen sich ewig"; kleine Verletzungen heilen langsam.

Fortpflanzung

Cortisol hat großen Einfluss auf das Zusammenspiel von Hormonen. Bei chronisch hohem Cortisol, das auf Stress hindeutet, sinken häufig die Sexualhormone. Dies führt bei Frauen oft zu

Zyklusstörungen, Amenorrhö und verminderter Fertilität. Bei Männern wirkt es hemmend auf die Libido und führt zu Potenzproblemen. Für ein gesundes Sexualleben und die Fortpflanzung sind normale Cortisolspiegel daher wichtig. Bei Problemen, wie zum Beispiel erfolglosem Realisieren eines Kinderwunsches sowie verringerter Libido, sollte daher stets auch das persönliche Stresslevel nicht unterschätzt werden.

Zudem konkurrieren Glucocorticoide und Sexualsteroide um den gemeinsamen Vorläuferstoff Cholesterol/Cholesterin (beide Begriffe beschreiben denselben Stoff), wodurch bei Cushing-Patienten (mehr dazu ab Seite 54) oft ein Östrogen-/Androgenüberschuss auftritt.

So merkst du es im Alltag: Zyklus „verrutscht"; Kinderwunsch unerfüllt; geringeres sexuelles Interesse/Vermögen.

Psyche und Gedächtnis

Cortisol beeinflusst unter anderem die Wachheit, die Stimmung und das Gedächtnis eines Menschen. Die im zirkadianen Rhythmus normalen Morgenspitzen fördern die Aufmerksamkeit und Energie und aktivieren uns für den Tag. Das abendliche Absinken des Cortisolspiegels erleichtert das Einschlafen.

Ein chronisch erhöhter Cortisolspiegel (bei beispielsweise anhaltend ungesunden Stresszuständen) kann nachweislich die Hirnfunktionen beeinträchtigen. Dies hat zur Folge, dass erhöhte Cortisolspiegel oftmals mit verminderten Gedächtnisleistungen und schlechteren kognitiven Leistung einhergehen. Untersuchungen konnten sogar zeigen, dass langfristig überhöhte Cortisolwerte Strukturen im Gehirn schädigen können (unter anderem im Hippocampus), wodurch das Demenz- und Depressionsrisiko steigt.

Akut erhöht Cortisol in Stresssituationen zwar die Wachheit, Konzentrationsfähigkeit und Energiebereitstellung, aber bei einem Cortisolüberschuss führt dies häufig zu Ängstlichkeit, Reizbarkeit und Schlafstörungen.

So merkst du es im Alltag: „Watte im Kopf"; Reizbarkeit; schlechteres Ein-/Durchschlafen; Vergesslichkeit.

Stress-Reaktionen

Physischer oder psychischer Stress führt zu einer Aktivierung der HPA-Achse, was eine erhöhte Cortisolproduktion zur Folge hat. Kurzfristig hilft das Hormon, den Körper auf die Stresssituation vorzubereiten.

Dies nennt man auch „Kampf-oder-Flucht-Reaktion". Dabei handelt es sich um eine automatische physiologische und psychische Reaktion des Körpers auf eine wahrgenommene Bedrohung oder Stresssituation. Sie bereitet den Körper entweder auf eine aggressive Auseinandersetzung (Kampf) oder das schnelle Entkommen (Flucht) vor. Cortisol erhöht dabei die Herzfrequenz, den Blutdruck und die Energieversorgung der Muskeln, um entweder kampf- oder fluchtbereit zu sein.

Bei chronischem Stress bleibt der Cortisolspiegel jedoch dauerhaft erhöht, was negative Folgen haben kann. Diese reichen von anfänglichen Schlafstörungen über Gewichtszunahme und Bluthochdruck bis hin zu Diabetes Typ 2. Eine gute Anti-Stress-Prophylaxe ist daher essenziell.

So merkst du es im Alltag: Alarmmodus „ohne Anlass"; ständiges Angetriebensein; Erschöpfung trifft auf Überdrehtheit.

Auf den Punkt gebracht:
Diese Signale deines Körpers musst du beachten

- Heißhunger und Mittagstief ▸ Blutzucker
  Hinweis auf gestörte Blutzuckerregulation und Cortisol-Insulin-Ungleichgewicht.
- Bauchfett trotz Sport ▸ Fettstoffwechsel
  Spricht dafür, dass Cortisol die Fettspeicherung fördert.
- Muskelschwäche trotz Training ▸ Proteinstoffwechsel
  Cortisol kann den Eiweißabbau verstärken und Muskelaufbau bremsen.
- Wassereinlagerung und Blutdruck ▸ Elektrolyte/Kreislauf
  Zeigt, dass Cortisol den Wasser- und Salzhaushalt verschiebt.
- Häufige Infekte, langsame Heilung ▸ Immunsystem
  Ein Zeichen dafür, dass Cortisol die Abwehrkräfte schwächt.
- Zyklus- oder Libidoprobleme ▸ Fortpflanzung
  Cortisol stört die Hormonbalance und dämpft die Fruchtbarkeit.
- Brain Fog, Reizbarkeit, Schlaf ▸ Psyche
  Typische Folgen, wenn Cortisol das Nervensystem aus dem Gleichgewicht bringt.
- Daueranspannung ▸ Stressreaktionen
  Cortisol hält den Körper im Alarmmodus – Entspannung fällt schwer.

Cortisol ist der Dreh- und Angelpunkt des Stoffwechsels: Gerät es aus dem Takt, sendet der Körper Signale aus fast jedem System.

Cortisol im gestörten Stoffwechsel

Ein gesunder Stoffwechsel sorgt dafür, dass Nährstoffe an die richtigen Stellen gelangen, Energie jederzeit verfügbar ist und der Körper in Balance bleibt. Gerät dieses fein abgestimmte System aus der Bahn, sprechen Mediziner von einem gestörten Stoffwechsel.

Typische Stichwörter sind Insulinresistenz, Prädiabetes, Typ-2-Diabetes, Bluthochdruck, Fettstoffwechselstörungen und viszerales Bauchfett. Diese Probleme treten selten isoliert auf, sondern meist gemeinsam – in der Medizin spricht man dann vom Metabolischen Syndrom, einem der wichtigsten Risikokomplexe unserer Zeit.

Das Metabolische Syndrom

Insulinresistenz und ein beginnender Diabetes stehen häufig im Zentrum, doch das Syndrom umfasst weit mehr. Es ist die Kombination aus vier Störungen – Insulinresistenz, Bauchfett, Fettstoffwechselstörung und Bluthochdruck –, die sich gegenseitig verstärken. In vielen Fällen kommt eine nicht-alkoholische Fettleber hinzu, die den Verlauf zusätzlich verschärft. Cortisol spielt in diesem Geflecht eine Schlüsselrolle.

Das Hormon treibt die Glucoseproduktion in der Leber an, schwächt die Wirkung von Insulin und sorgt damit dafür, dass der Blutzucker ansteigt. Gleichzeitig verändert es die Fettverteilung und fördert die Einlagerung im Bauchraum, wo hormonell aktive Fettzellen entzündliche Signale aussenden und die Insulinresistenz weiter verstärken.

Die vier Kernkriterien des Metabolischen Syndroms

Insulinresistenz / Prädiabetes

Erhöhter Nüchtern-BZ bzw. gestörte Glucosetoleranz; frühes Warnsignal.

Übergewicht mit ausgeprägtem Bauchfett (viszerale Adipositas)

Zentrale Fettverteilung; metabolisch aktiv und entzündlich.

Fettstoffwechselstörung (Dyslipidämie)

Triglyceride hoch, HDL niedrig → ungünstiges Lipidprofil.

Bluthochdruck (Hypertonie)

Dauerhaft erhöhte Werte, oft mit Natriumretention verknüpft.

Häufige Begleitdiagnose: Nicht-alkoholische Fettlebererkrankung (NAFLD)

Entsteht häufig im Kontext von Insulinresistenz; verstärkt die Stoffwechselprobleme.

Auch auf den Blutdruck wirkt Cortisol: Über seine Einflüsse auf Salz- und Wasserhaushalt steigt das Risiko für Hypertonie. So entsteht ein Teufelskreis: Blutzucker, Blutdruck, Blutfette und Bauchfett verstärken sich gegenseitig – und bilden zusammen den Nährboden für Herz-Kreislauf-Erkrankungen, Diabetes und Gefäßschäden. Die Grafik oben veranschaulicht die Charakteristika des Metabolischen Syndroms.

Das könntest du sein

Keno, 53, leitet ein Autohaus. Er isst „gar nicht so viel", bewegt sich aber wenig, schläft unruhig und arbeitet abends lange am Laptop. Seit Monaten nimmt sein Bauchumfang zu, die Hose spannt, mittags fällt er in ein Tief. Beim Check-up sind die Triglyceride erhöht, HDL ist niedrig, der Blutdruck grenzwertig, der Nüchternblutzucker liegt knapp über der Norm. Der Ultraschall zeigt eine Fettleber. Die Einzelwerte wirken moderat, im Gesamtbild aber ist es das Metabolische Syndrom. Kenos Alltag hält die Stressachse auf Anschlag, Cortisol hält den Blutzucker hoch, verschiebt Fett in den Bauch und treibt den Druck. Erst als er seinen Tagesrhythmus ordnet, abends entkoppelt, die Ernährung auf blutzuckerstabil umstellt und regelmäßig moderat trainiert, normalisieren sich die Werte – und die Energie kehrt zurück.

Das Metabolische Syndrom ist ein sich wechselseitig verstärkendes Symptomkonglomerat – und Cortisol spielt dabei sehr oft mit.

Exkurs: Diabetes

Warum ein Exkurs zu Diabetes? Weil Blutzucker, Insulin und Cortisol eng miteinander verflochten sind. Wer diese Zusammenhänge kennt, versteht besser, an welchen Stellschrauben man im Alltag drehen kann. Das hilft zum einen präventiv, um nicht unbemerkt (unter anderem cortisolassoziiert) Diabetes Typ 2 zu entwickeln, zum anderen kurativ, sollte bereits Diabetes oder einer seiner Vorläufer bestehen, besser mit Cortisol und seinen Effekten im Kontext des Diabetes umzugehen.

Wie entsteht Diabetes?

Eine anhaltende Insulinresistenz wird ab einem gewissen Stadium zu Diabetes Typ 2 – einer der „Top-Zivilisationskrankheiten" unserer Zeit, die auch im Kontext von anhaltend erhöhten Cortisolwerten entsteht, das heißt, sowohl begünstigt als auch ausgelöst wird. Wenn ein Diabetes Typ 2 entsteht, ist meist ein Bündel mehrerer Auslöser beteiligt. Chronischer Stress und damit chronisch erhöhte Cortisolspiegel sind dabei starke Mitspieler. Daher ist es wichtig, mehr über Insulinresistenz und Diabetes zu wissen, um effektiv vorbeugen zu können – insbesondere wenn man bereits unter erhöhten Cortisolspiegeln leidet oder diese vermutet.

Es gibt verschiedene Typen von Diabetes. Allen gemein ist, dass dem Stoffwechsel aus unterschiedlichen Gründen kein oder nicht genügend des Hormons Insulin nutzbar zur Verfügung steht. Insulin ist vor allem dafür verantwortlich, aufgenommene Kohlenhydrate (verschiedene Zuckerformen) in die Zellen zu schleusen. Ansonsten unterscheiden sich Diabetes-Typen teilweise immens voneinander. Das Spektrum reicht von einer Autoimmunerkrankung über eine Schwangerschaftsnebenerscheinung bis hin zur Zivilisationskrankheit. Um

Diabetes – unabhängig vom Typ – zu verstehen, muss man das hauptverantwortliche Hormon im Hinblick auf Diabetes verstehen – das Insulin – sowie den Hauptverantwortungsbereich des Insulins, den Kohlenhydratstoffwechsel.

Insulin

Insulin ist das entscheidende Hormon, das die meisten Kohlenhydrate im Körper verfügbar macht. Nachdem die Kohlenhydrate in ihre einfachste Form, die Glucose (Traubenzucker), aufgespalten wurden, kommt das Insulin als Signalgeber ins Spiel. Es „meldet" den Glucosetransportern, dass sie die Glucose als Energie in die Zellen transportieren sollen. Steht dem Körper zu wenig oder kein Insulin zur Verfügung, steigt der Blutzuckerspiegel, da die Glucose nicht in die Zellen gelangt.

Kohlenhydratstoffwechsel

Insulin verstoffwechselt also Kohlenhydrate. Aber was ist mit Kohlenhydraten eigentlich alles gemeint? Kohlenhydrate bestehen aus Zuckermolekülen. Um die gestörten Wirkmechanismen, die für Diabetes verantwortlich sind, zu verstehen, müssen wir Kohlenhydrate in ihrer physiologischen Wirkung betrachten. Die meisten Zuckermoleküle sind Energie für den Körper, die je nach Zuckerart unterschiedlich schnell aufgespalten und verarbeitet werden kann.

Es gibt verschiedene Komplexitätsformen der Kohlenhydrate. Das bedeutet für unseren Körper – je nach Kohlenhydratform – unterschiedlich viel Aufwand, um sie physiologisch nutzbar zu machen und abzubauen. Nehmen wir ein Stück Vollkornbrot: Hierin ist Zucker enthalten, und zwar nicht zu knapp. Vollkornbrot enthält jedoch wesentlich komplexere

Kohlenhydrate als etwa ein Stück Würfelzucker, das aus Zweifachzucker in Form von Glucose und Fruktose besteht. Die meisten Kohlenhydrate sind insulinrelevant – bis auf die Ballaststoffe, die zwar biochemisch betrachtet durch ihre Bausteine ebenfalls zu den Kohlenhydraten zählen, jedoch kein Insulin benötigen. Ballaststoffe sind vor allem in Gemüse, Samen, Nüssen und Vollkornprodukten mit hohem Schrotanteil enthalten. Sie werden physiologisch anders als Kohlenhydrate verstoffwechselt.

Insulin und die verschiedenen Kohlenhydratformen

Die Art des aufgenommenen Zuckers hat unterschiedlich ausgeprägte Prozesse für den Insulinausstoß zur Folge, die auch für die Gesundheit relevant sind. Kohlenhydrate, die zu einem Anstieg des Blutzuckerspiegels in unserem Körper führen, können aus verschiedenen Zuckerformen bestehen.

Das Vollkornbrot zum Beispiel enthält komplexe Kohlenhydrate. Sie sind langkettig und müssen zunächst aufgespalten werden, um die vom Insulin in die Zellen transportierbare Glucose zu erhalten. Für unseren Körper bedeutet dies, dass der Blutzuckerspiegel nach dem Verzehr des Vollkornbrotes nicht sofort ansteigt, da die Spaltungsprozesse Zeit in Anspruch nehmen. Diese komplexen Kohlenhydrate werden daher nicht abrupt, sondern langsam – in einem stetigen Verlauf – für den Körper als Energie nutzbar. Ganz anders verhält es sich, wenn wir zum Beispiel ein Stück Traubenzucker (Einfachzucker) essen. Hierbei steigt der Blutzucker schon innerhalb weniger Minuten an, da der Körper nichts mehr aufspalten muss; er muss lediglich die Energie mithilfe von Insulin in die Zellen schleusen. Entsprechend stößt der Körper hierzu das Insulin aus. Bei einer großen Menge einfacher Zuckerformen bedeutet dies eine abrupte und hohe Bereitstellung von Insulin.

Bei einem gesunden Organismus wird der Insulinausstoß dem Blutzuckeranstieg individuell durch physiologische Prozesse angepasst. Bereits im Mund werden Kohlenhydrate aufgespalten und nutzbar gemacht. Das geschieht durch unseren Speichel, der die dafür notwendigen Enzyme enthält.

Stellen wir uns nun zwei Kurven in einem Diagramm vor, so sehen wir, dass das Traubenzuckerplättchen den Blutzucker für kurze Zeit stark ansteigen lässt, während Vollkornbrot eine ebenere, dafür aber längere Wirkungskurve aufweist. Dies ist ein wichtiger Punkt, den wir uns für unsere tägliche Ernährung merken sollten.

Hierin liegt auch begründet, warum Menschen mit Diabetes eine Vollwerternährung mit komplexen statt einfachen Kohlenhydraten oder eine kohlenhydratarme Ernährung empfohlen wird. Denn abrupte und hohe Insulinausschüttungen führen in vielen Fällen nur kurze Zeit nach dem zuckerreichen Essen zu einem zu niedrigen Blutzuckerspiegel. Denn das kurzfristig benötigte Insulin wirkt auch nach dem Abbau der einfachen Zuckerformen noch. Neben einer Unterzuckerung ist somit nicht selten auch Heißhunger die Folge. Eine gleichmäßige Einstellung ist so kaum möglich. Auch wegen dieser Prozesse gilt eine Ernährung mit vielen einfachen Kohlenhydraten als ungesund und übergewichtsfördernd.

Übrigens: Eine an wenig komplexen Kohlenhydraten reiche Ernährung, zum Beispiel mit vielen hochverarbeiteten Weißmehlprodukten und zuckerreichen Lebensmitteln, kann auch negativ auf den Cortisolspiegel wirken (siehe Kapitel 8, „Ernährung und Cortisolbalance“, ab Seite 103).

Die drei Makronährstoffe

Drei Makronährstoffe – mehr sind es nicht – fungieren in unserem Körper als Motoren des Stoffwechsels: Kohlenhydrate (Zucker), Lipide (Fette) und Proteine (Eiweiß). Diese Makronährstoffe sind wichtig für eine langfristig gut versorgte und funktionierende Physis, wobei nur die Lipide und Proteine überlebenswichtig (essenziell) sind.

Die Meinungen gehen auseinander, wenn es um die mengenmäßig optimale Verteilung der Makronährstoffe geht. Kohlenhydrate gelten als schnelle Energielieferanten. Ihre Aufgabe besteht darin, leicht verfügbare Energie zu liefern. Kohlenhydrate sind außerdem die direktesten Energielieferanten für unser Gehirn. Energie ist entscheidend dafür, den gesamten Körper am Leben zu halten.

Darum lagern wir auch Fett ein: Solche Lager können für eine spätere Energiebereitstellung genutzt werden. Unser Körper sorgt damit für „Dürreperioden" vor, die er „fürchtet". Dieser Vorgang ist in unserem genetischen Code einprogrammiert und bei dem einen mehr, bei dem anderen weniger stark ausgeprägt.

Jeder der drei Makronährstoffe ist energierelevant. Um die Energie verfügbar zu machen, wird jedoch vor allem für Kohlenhydrate Insulin benötigt. Proteine benötigen nur zum Teil Insulin, Fette fast gar nicht.

Nahrungs- und Körperfett tragen denselben Überbegriff „Fett". Fett ist in der Ernährung unter anderem ein Träger wichtiger Vitamine, die nur durch eine Fettaufnahme im Körper gelöst und damit verfügbar gemacht werden können. Dies sind die Vitamine A, D, E und K. Nahrungsfett benötigt kein Insulin, um vom Körper verstoffwechselt zu werden. Das macht es zu einem interessanten Makronährstoff für Menschen, deren

Insulinhaushalt gestört ist oder deren Organismus gar kein Insulin produzieren und damit Kohlenhydrate eigenständig, nicht richtig oder gar nicht verstoffwechseln kann – was auf alle Menschen mit Insulinresistenz, Prädiabetes und Diabetes zutrifft.

Proteine sind die Bausteine unseres Körpers. Sie sind essenziell, da sie aus Aminosäuren bestehen – den Bausteinen unseres Organismus.

Auch Proteine bedürfen eines gewissen Anteils an Insulin, um verstoffwechselt zu werden. Dieser ist jedoch wesentlich geringer als bei Kohlenhydraten. Einige Aminosäuren der Proteine, und zwar die glucoplastischen Aminosäuren, können in Glucose (Zucker) umgewandelt werden. Das heißt, auch Proteine können nach mehreren Stunden zu einem Anstieg des Blutzuckerspiegels führen – vor allem, wenn es sich um größere Eiweißmengen handelt. Trotz der blutzuckererhöhenden Eigenschaft der glucoplastischen Aminosäuren brauchen Proteine entschieden weniger Insulin, um verstoffwechselt zu werden.

Insulin und Kohlenhydrate – wenn das Verhältnis nicht mehr stimmt

Die Aufnahme von Kohlenhydraten hat einen Anstieg des Blutzuckerspiegels zur Folge. Diesem begegnet ein gesunder Körper mit dem Ausstoß von Insulin. Bei Insulin handelt es sich um ein für den Stoffwechsel elementar wichtiges Hormon, das von den Betazellen der Langerhansschen Inseln in der Bauchspeicheldrüse produziert wird. Wird längere Zeit nichts gegessen, neigen viele Menschen dazu, sich zittrig und schwach zu fühlen. Dies weist auf einen niedrigen Blutzuckerspiegel hin. Zu viel Insulin im Stoffwechselprozess kann hierfür ursächlich sein.

Die Folgen eines niedrigen Blutzuckerspiegels, der für den Körper einen Energiemangel bedeutet, sind Hunger und Appetit bis hin zu starken Heißhungerattacken.

Dieses Phänomen kann sich übrigens nicht nur einstellen, wenn wir lange nichts gegessen haben. Eine Mahlzeit, die reich an wenig komplexen Kohlenhydraten ist und somit zu einem kurzfristigen starken Anstieg der Blutzuckerkonzentration führt, kann ebenfalls für einen zu hohen Insulinspiegel verantwortlich sein. Der Körper muss in diesem Fall für das süße Mahl in kurzer Zeit viel Insulin zur Blutzuckerregulation produzieren. Dessen Wirkungsdauer kann aber länger und stärker sein als die Blutzuckererhöhung durch einfache Kohlenhydrate.

Die Folge ist ein über den Bedarf hinausgehender Verbleib von Insulin im Organismus, damit einhergehend ein niedriger Blutzuckerspiegel und das daraus folgende Bedürfnis, diesen erneut mit Zucker zu erhöhen. Dies bedeutet Stress für den Körper, der auf den Energiemangel mit einer vermehrten Cortisolausschüttung reagiert , damit die Gluconeogenese ausgelöst wird, um diesen Mangel zu beseitigen.

Hier zeigt sich anschaulich, wie trotz – und gerade bei – großer Mengen aufgenommener Kohlenhydrate das Gegenteil von Sättigung, eine Heißhungerattacke, provoziert wird. Befinden sich keine großen Mengen Insulin im Blut, ist diese Gefahr weitaus geringer.

Insulin – ein Wachstumshormon (anaboles Hormon)

Hormone wie Cortisol und Insulin haben großen Einfluss auf unsere Gesundheit und Befindlichkeit und stehen oft in Wechselwirkung miteinander sowie mit vielen Prozessen im Körper. Cortisol ist ein Insulinantagonist, das heißt, Cortisol blockiert oder schwächt die Wirkung von Insulin im Körper ab.
Insulin zählt zu den anabolen Hormonen, also zu den Wachstumshormonen. Steht dem Körper Insulin verstoffwechselbar zur Verfügung, sinkt nicht nur der Blutzuckerspiegel, es werden auch der Muskelaufbau sowie die Einlagerung von Fett begünstigt. Zu viel Insulin im Körper hemmt zudem die Fettverbrennung. Hierin liegen auch die Ursachen dafür, dass immer mehr figurbewusste Menschen versuchen, die den Insulinspiegel erhöhenden Nahrungsmittel – also kohlenhydratreiche Nahrungsmittel – zu vermeiden. Bekannt sind solche Ernährungsformen unter den Bezeichnungen „Low Carb“ bis hin zu „No Carb“.

Als entscheidender Signalgeber dafür, dass Energie in die Zellen eintreten kann, kommt Insulin eine überlebensnotwendige Rolle im Stoffwechsel zu. Ohne Insulin würde unser Blut überzuckern (hyperglykieren), und dem Körper stünde das aufgenommene Energiepotenzial nicht zur Verfügung.

Diabetes: ein Name, unterschiedliche Erkrankungen

Der Insulinstoffwechsel ist also das Hauptthema bei Diabetes. Ansonsten gibt es allerdings erhebliche Unterschiede zwischen den Erkrankungsformen. Es wird von vier verschiedenen Diabetesformen gesprochen.

- Typ-1-Diabetes betrifft etwa fünf Prozent der Diabetiker. Beim Typ-1-Diabetes handelt es sich um eine Autoimmunerkrankung, die bei den Betroffenen meist bereits im Kindes- und Jugendalter auftritt. Die Ursachen sind noch nicht eindeutig geklärt, aber eine Kombination aus genetischer Veranlagung, Infektionen oder gar ausgeprägtem Stress wird vermutet.

- Prädiabetes gilt als Vorstufe von Typ-2-Diabetes bei der die Werte nur leicht erhöht sind. Sie kann sich jedoch unbemerkt über Jahre entwickeln und ist häufig bereits mit Gefäßschäden verbunden.

- Typ-2-Diabetes betrifft heute die Mehrheit der Diabetiker. Früher als „Altersdiabetes" bezeichnet, tritt er mittlerweile auch bei jungen Erwachsenen und sogar bei Kindern auf. Ursache ist eine Kombination aus Insulinresistenz, Übergewicht, Bewegungsmangel – und oft ein dauerhaft hoher Cortisolspiegel.

- Typ-3-Diabetes umfasst seltene Sonderformen wie MODY-Diabetes, Erkrankungen der Bauchspeicheldrüse oder medikamenteninduzierte Varianten, etwa durch Cortison.

- Typ-4-Diabetes (Gestationsdiabetes) tritt während der Schwangerschaft auf, verschwindet danach meist, erhöht aber das Risiko für einen späteren Typ-2-Diabetes.

Insulinresistenz und Prädiabetes

Eine Insulinresistenz beschreibt eine verringerte Sensitivität der Zellen, auf Insulin zu reagieren. Dies betrifft vor allem Muskel- und Fettzellen, die Leber sowie das zentrale Nervensystem. Viele Zellen benötigen Insulin, um Glucose aufzunehmen. Auf den entsprechenden Zelloberflächen befindet sich ein Rezeptor-Protein zur Erkennung des Insulins, das dieses binden kann. Ist eine solche Insulinbindung erfolgt, signalisiert dies dem Glucosetransporter der Zelle, Glucose aufzunehmen und in die Zelle zu schleusen.

Bei einer Insulinresistenz sind diese Prozesse gestört. Es bedarf einer individuell höheren Konzentration von Insulin im Blut, damit Glucose in die Zelle eingeschleust werden kann. Je ausgeprägter die Insulinresistenz, desto mehr Insulin wird benötigt. Die Folge: Die Bauchspeicheldrüse ermüdet, die Blutzuckerwerte steigen und Typ-2-Diabetes entwickelt sich.

Der medizinischen Definition nach liegt ein Prädiabetes vor, wenn die Blutzuckerwerte nüchtern zwischen 100 und 125 mg/dl liegen und wenn nach einem Glucosetoleranztest der Blutzuckerwert zwischen 140 und 199 mg/dl liegt. Ein HbA1c-Wert zwischen 5,7 und 6,4 Prozent gilt ebenfalls als Indiz für Prädiabetes.

Man geht davon aus, dass zwischen dem Auftreten einer anhaltenden Insulinresistenz und einem hohen Blutzuckerspiegel mehrere Jahre bis hin zu Jahrzehnten vergehen können. Das Fatale: Betroffene bemerken die Insulinresistenz oft nicht, doch Schäden an Organen und Gefäßen treten schon früh auf.

Ursachen der Insulinresistenz sind vielfältig: genetische Veranlagung, Fehlernährung, Bewegungsmangel, chronischer Stress und Schlafmangel. Besonders Stress und dauerhaft erhöhte Cortisolspiegel sind entscheidende Mitverursacher – und werden oft unterschätzt.

Dass ein Organismus auf „insulinresistent“ umschalten kann, ist an sich nicht schlecht, sondern in bestimmten Situationen sogar überlebensnotwendig. So schalten Zellen in Notsituationen – bei schwerem Unfall, Entzündungen, Infektionen oder Fasten – auf insulinresistent, um die Energieversorgung des Gehirns zu sichern. Evolutionär sinnvoll, aber problematisch, wenn der Zustand chronisch wird.

Biochemische Mechanismen der stressinduzierten Insulinresistenz

- Cortisol: hemmt die Glucoseaufnahme in Muskel- und Fettzellen.
- Adrenalin: fördert die Glucosefreisetzung aus der Leber (Glycogenolyse).
- Entzündungsmediatoren: stören die Insulinsignalübertragung an der Zellmembran.
- Freie Fettsäuren: Bei Stress/Fasten steigt die Lipolyse – das hemmt die Insulinwirkung.

Bei akuten, zeitlich begrenzten Begebenheiten ist die stressinduzierte Insulinresistenz mit Cortisol als entscheidendem Hauptakteur kurzfristig sinnvoll und sogar lebenserhaltend. Diese Umstellung hilft kurzfristig, zu überleben. Wenn aber chronischer Stress, Entzündungen oder Schlafmangel bestehen, kann die temporäre Insulinresistenz zur dauerhaften werden – und Typ-2-Diabetes, das Metabolische Syndrom, eine nicht-alkoholische Fettlebererkrankung (NAFLD) sowie weitere Herz-Kreislauf-Risiken drohen.

Insulinresistenz kommt also auch beim Fasten oder einer sehr kohlenhydratarmen Ernährung sowie in der Schwangerschaft vor. Bei Schwangeren setzt diese ein, um das ungeborene Kind ausreichend versorgen zu können. Im Prinzip ist Insulinresistenz nichts Schlimmes, sondern ein normaler Prozess, um bei einem akuten Energiemangel auf andere Energielieferanten als Glucose zurückgreifen zu können. Außerdem tritt eine Insulinresistenz auf, wenn sich die Zellen vor energetischer Überversorgung schützen müssen – was bei einer sehr kohlenhydratreichen Ernährung bei geringem Energieverbrauch (Bewegungsmangel) schnell der Fall ist.

Problematisch wird eine Insulinresistenz, wenn gleichzeitig ein Überschuss von Glucose vorliegt. Durch die Insulinresistenz kann die Glucose nicht gänzlich in die Muskelzellen und Leber transferiert werden, daher wird die überschüssige Energie in den Fettzellen abgelagert, wo sie zu Körperfett umgewandelt wird. Durch den Insulinüberschuss im Blut wird dieser Prozess begünstigt. Wir erinnern uns: Insulin als anaboles Hormon ermöglicht nicht nur die Energieeinschleusung in die Muskelzellen und zur Leber, sondern auch in die Fettzellen. Die tragische Folge: Fettzellen entzünden sich rasch, wenn sie durch Energieüberschuss zu groß werden. Diese anormal großen Adipozyten werden schlechter mit Blut, Sauerstoff und Nährstoffen versorgt; in dieser Notsituation geben sie Botenstoffe ab, die Entzündungsreaktionen im Fettgewebe auslösen.

Entzündungsreaktionen sind akut wichtige und sinnvolle Reaktionen des Körpers auf Verletzungen oder Funktionseinschränkungen (mehr Durchblutung, bessere Nährstoffversorgung). Chronisch sind sie aber schädlich. Im Falle der entzündeten Fettzellen werden diese im Entzündungsverlauf zunehmend insulinresistent – ein Teufelskreis, der durch

Cortisol weiter befeuert wird: Der chronische Entzündungszustand triggert die Cortisolausschüttung, der erhöhte Cortisolspiegel verstärkt die Insulinresistenz (Insulinantagonist), es wird immer mehr Insulin produziert – die metabolische Abwärtsspirale läuft weiter.

Der betroffene Mensch leidet infolge der mittlerweile anhaltenden Insulinresistenz an einer Kohlenhydrat- und nicht selten – im Kontext der entzündeten Fettzellen – bald auch an einer Fettstoffwechselstörung. Es gibt Menschen, deren Körper rasch neue Fettzellen bilden kann; hier kommt es nicht so schnell zu diesen entzündlichen Prozessen. Etwa 80 % aller neu diagnostizierten Typ-2-Diabetiker weisen Übergewicht und Insulinresistenz auf. Jene, die auf den ersten Blick nicht übergewichtig erscheinen, weisen jedoch nicht selten eine Organverfettung auf. So ist eine Fettleber, die zusehends nicht durch Alkohol, sondern durch Fehlernährung entsteht, eine häufige Vor- und Begleiterscheinung einer Typ-2-Diabetes-Erkrankung.

Typ-2-Diabetes

Der früher oft als „Altersdiabetes" bezeichnete, mit Abstand verbreitetste Diabetestyp ist heute bei Weitem kein Diabetes mehr, der nur im Alter auftritt. Typ-2-Diabetes ist eine Zivilisationskrankheit und tritt vor allem bei übergewichtigen Menschen auch schon in jungen Jahren auf – mittlerweile auch bei Kindern. Neben der genetischen Veranlagung sind es vor allem Fehl- und Überernährung sowie Bewegungsmangel, Schlafmangel und Stress, einhergehend mit chronisch aus der Balance geratenen Cortisolspiegeln, die das Entstehen von Typ-2-Diabetes begünstigen.

Komplett anders als bei Typ-1-Diabetes wird bei Typ-2-Diabetes zunächst viel Insulin produziert – es kann nur von den

Zellrezeptoren nicht richtig weitergeleitet und verarbeitet werden. Vor dem Auftreten des Typ-2-Diabetes liegt eine Insulinresistenz vor. Diese entsteht unter anderem dadurch, dass über einen längeren Zeitraum sehr viel Insulin produziert und verarbeitet werden muss – und zwar auch durch eine kohlenhydratreiche Kost bei inaktivem Lebensstil.

Häufig leiden Typ-2-Diabetiker an einer Fettstoffwechselstörung, die den Krankheitsverlauf negativ beeinflusst. Zudem kann der Typ-2-Diabetes – anders als der Typ-1-Diabetes – lange unbemerkt bleiben, da in den meisten Fällen noch zu einem gewissen Prozentsatz Insulin für den Zuckerabbau zur Verfügung steht. Die Folgen sind über lange Zeit hohe Blutzuckerwerte bei ungesundem Lebensstil, Bewegungsmangel, Stress und Übergewicht. Dies kann rasch zu Folgeerkrankungen führen, die es zu vermeiden gilt.

Die Therapie des Typ-2-Diabetes beginnt mit einer Änderung des Lebensstils und wird zudem häufig medikamentös begleitet. Je nach Schweregrad können auch Insulininjektionen erfolgen. Das Problem einiger Diabetesmedikamente und auch von Insulininjektionen ist die Förderung einer weiteren Gewichtszunahme, die den Krankheitsverlauf negativ beeinflusst. Je eher daher auf solche Einnahmen verzichtet werden kann, desto günstiger ist dies in vielen Fällen. In etlichen Fällen ist eine Remission („Diabetes ist heilbar") mit Ernährung möglich – sprich, Symptome verschwinden. Die Maßnahmen hierfür zielen gleichzeitig auf einen wieder ausbalancierten Cortisolspiegel ab (siehe Kapitel 8, Ernährung). Denn ein auf Typ-2-Diabetes abzielender präventiver und kurativer Lebensstil harmonisiert in vielerlei Hinsicht auch den Cortisolspiegel.

Weitere Diabetestypen

Bei der Autoimmunerkrankung Typ-1-Diabetes werden die Betazellen der Bauchspeicheldrüse, die für die Insulinproduktion verantwortlich sind, vom eigenen Körper als „Feind" erkannt und in einer Autoimmunreaktion zerstört. Dem Körper steht so nach einem gewissen Zeitraum gar kein Insulin mehr zur Verfügung und es herrscht akute Lebensgefahr. Es gibt nach derzeitigem Kenntnisstand keine Heilung, und ein Mensch mit Typ-1-Diabetes muss sein Leben lang Insulin von außen zuführen. Dass anders als beim Typ-2-Diabetes keine Insulinüberproduktion, in Folge einer Insulinresistenz, sondern ein totaler Insulinmangel den Diabetes als zentrales Merkmal ausmacht, zeigt, wie unterschiedlich diese beiden Diabetestypen sind.

Zu Typ-3-Diabetes gehört etwa der MODY-Diabetes, bei dem ein genetischer Defekt die Funktion der Betazellen negativ beeinflusst. Ebenso können Erkrankungen der Bauchspeicheldrüse, Tumore und lange Cortisoneinnahmen zu Diabetes führen, wie der durch Cortisol induzierte Steroiddiabetes im Kontext des Cushing-Syndroms (mehr dazu ab Seite 70).

Typ-4-Diabetes (Gestationsdiabetes) ist ein während der Schwangerschaft neu auftretender Diabetes, der bis zu fünf Prozent aller Schwangeren betrifft und nach der Entbindung für gewöhnlich wieder verschwindet. Eine erhöhte Neigung zu einem späteren Typ-2-Diabetes bleibt jedoch bestehen. Erhöhte Blutzuckerwerte der Mutter bergen Risiken für den Embryo, daher ist ein Diabetes-Screening Teil der Vorsorgeuntersuchungen.

Dieser Exkurs hat gezeigt, wie eng der Blutzucker-, Insulin- und Cortisolhaushalt wechselseitig verstrickt sind. Gewappnet mit diesen Grundkenntnissen ist es möglich, ein besseres Verständnis für die eigenen Stellschrauben zu entwickeln – und aktiv positiv einzuwirken.

Für weiteres Detailwissen zu Diabetes und einem gesunden Lebensstil für, mit und gegen Diabetes sind zwei Bücher von Svea Golinske empfehlenswert: „Diabetes ist heilbar – Typ 2“ (Grundlagenwerk mit viel Fachwissen zu allen Diabetesformen, Prävention sowie Ernährung – komplexes Wissen einfach dargestellt) und „Check Diabetes“ (ein kompakter Ratgeber für ein Leben ohne Blutzuckerspitzen).

⏩ *Und wie geht's weiter?*

Wir haben nun gesehen, wie eng Cortisol mit dem Stoffwechsel verknüpft ist – und wie eine dauerhafte Disbalance zu Erkrankungen wie dem Metabolischen Syndrom oder Diabetes beiträgt. Dabei handelt es sich um funktionelle Störungen, die sich langsam entwickeln und den Körper aus dem Gleichgewicht bringen.

Es gibt aber auch eindeutige Krankheitsbilder, die entstehen, wenn Cortisol selbst völlig aus der Spur gerät. In der Medizin spricht man hier von pathologischen Zuständen – also klar definierten Erkrankungen, die durch einen massiven Überschuss oder gravierenden Mangel an Cortisol ausgelöst werden.

Im nächsten Kapitel erfährst du, was es mit diesen Krankheitsbildern auf sich hat: dem Cushing-Syndrom, das durch zu viel Cortisol entsteht, und dem Morbus Addison, der durch einen gravierenden Cortisolmangel ausgelöst wird.

5 Wenn Cortisol krank macht: Zu viel oder zu wenig

In den bisherigen Kapiteln hast du gesehen, wie Cortisol in gesunden und gestörten Stoffwechselprozessen wirkt. Meist geht es um Disbalancen: zu viel, zu wenig oder im falschen Rhythmus – Folgen, die viele Menschen betreffen.

Es gibt jedoch auch eindeutige Krankheitsbilder, die entstehen, wenn Cortisol dauerhaft extrem erhöht oder massiv vermindert ist. In der Medizin spricht man von pathologischen Zuständen. Sie sind seltener, haben aber sehr typische Symptome – und machen deutlich, wie überlebenswichtig Cortisol für den Körper ist.

Die beiden wichtigsten Erkrankungen sind:

- **Cushing-Syndrom** – wenn der Körper zu viel Cortisol produziert oder dauerhaft zugeführt bekommt.
- **Morbus Addison** – wenn die Nebennieren zu wenig Cortisol bilden.

Beide Krankheiten sind für Betroffene gravierend und zeigen anschaulich, was passiert, wenn Cortisol nicht mehr in Balance ist.

Cushing-Syndrom – zu viel Cortisol

Beim Cushing-Syndrom produziert der Körper zu viel Cortisol oder es wird über längere Zeit in Form von Medikamenten (z. B. Cortisontabletten) zugeführt. Das Hormon wirkt dadurch dauerhaft in erhöhter Konzentration im Körper.

Ursachen:

- Überproduktion in den Nebennieren, zum Beispiel durch Tumore.

- Übermäßige ACTH-Produktion in der Hypophyse.
- Langfristige Einnahme von Cortisonpräparaten (häufigster Grund).

Symptome:

- Typisch ist das Vollmondgesicht: rund, aufgeschwemmt, mit geröteter Haut.
- Fett sammelt sich vor allem am Rumpf (Stammfettsucht), während Arme und Beine eher dünn wirken.
- Breite, rötlich-violette Dehnungsstreifen an Bauch, Oberschenkeln oder Brüsten.
- Muskelschwäche und dünner werdende Haut.
- Osteoporose und erhöhte Infektanfälligkeit.
- Psychische Veränderungen: Reizbarkeit, depressive Stimmung, Konzentrationsprobleme.
- Bluthochdruck und Typ-2-Diabetes treten oft begleitend auf.

Diagnose:

- Cortisolwerte im Blut und im Urin (24-Stunden-Sammelurin) sind deutlich erhöht.
- Dexamethason-Hemmtest zeigt, dass die Rückkopplung nicht funktioniert.
- Bildgebung (CT/MRT) zur Suche nach Tumoren.

Therapie:

- Wenn möglich, Entfernung des verursachenden Tumors.
- Anpassung oder Absetzen von Cortisonpräparaten.

Das könntest du sein

Claudia, 46, fühlt sich seit Monaten unwohl. Sie nimmt trotz unveränderter Ernährung deutlich zu, vor allem im Gesicht und am Bauch. Im Spiegel sieht sie ein rundes „Vollmondgesicht“, während Arme und Beine immer dünner werden. Ihre Haut zeigt breite, rötliche Streifen, sie leidet unter Bluthochdruck und ständiger Müdigkeit. Nach zahlreichen Untersuchungen ergibt sich die Diagnose: Cushing-Syndrom, ausgelöst durch einen Tumor der Nebenniere. Erst eine Operation bringt sie wieder ins Gleichgewicht.

Morbus Addison – zu wenig Cortisol

Das Gegenstück zum Cushing-Syndrom ist der Morbus Addison. Hier bildet der Körper zu wenig Cortisol, meist weil die Nebennierenrinde zerstört ist.

Ursachen:

- Häufigste Ursache ist eine Autoimmunreaktion, bei der das eigene Immunsystem die Nebennierenrinde angreift.
- Seltener: Infektionen, Tumore oder Verletzungen.

Symptome:

- Ständige tiefe Müdigkeit und Schwäche.
- Gewichtsverlust trotz normalem Essen.
- Niedriger Blutdruck, Schwindel beim Aufstehen.
- Typisch: eine bräunliche Verfärbung der Haut („Bronzehaut“), die unabhängig von Sonneneinstrahlung entsteht.
- Heißhunger auf Salz, da der Salzhaushalt nicht mehr reguliert wird.

- Psychische Symptome: Reizbarkeit, depressive Verstimmungen.
- Unbehandelt droht die Addison-Krise – ein lebensbedrohlicher Zustand mit Kreislaufversagen.

Diagnose:

- Niedrige Cortisolwerte im Blut.
- ACTH-Stimulationstest (zeigt, ob die Nebenniere auf Befehl noch Cortisol produzieren kann).
- Oft erhöhte ACTH-Werte im Blut, da die Hypophyse vergeblich „anfeuert".

Therapie:

- Lebenslange Gabe von Hydrocortison (Cortisol-Ersatz).
- Bei Stress, Operationen oder Infekten müssen die Dosen erhöht werden.
- Schulung der Patienten, um Krisen zu erkennen und zu behandeln.

Ein Zuviel an Cortisol macht den Körper rund und schwach zugleich – typisch sind Vollmondgesicht, Stammfettsucht und Muskelschwäche. Ein Zuwenig an Cortisol macht den Körper müde und kraftlos – typisch sind Bronzehaut, niedriger Blutdruck und ständige Erschöpfung.

Vergleich: Cushing vs. Addison		
Merkmal	Cushing-Syndrom (zu viel Cortisol)	Morbus Addison (zu wenig Cortisol)
Ursache	Überproduktion in Nebennieren oder Hypophyse, Langzeit-Cortisontherapie	Zerstörung der Nebennieren (meist autoimmun)
Erscheinungsbild	Vollmondgesicht, Stammfettsucht, dünne Arme/Beine, Hautstreifen	Bronzehaut, Gewichtsverlust, niedriger Blutdruck
Begleiterkrankungen	Bluthochdruck, Diabetes, Osteoporose	Addison-Krise (lebensbedrohlich)
Therapie	Tumorentfernung, Cortisonreduktion, Hemmer	Lebenslange Cortisol-Ersatztherapie

Und wie geht's weiter?

Du hast nun zwei extreme Krankheitsbilder kennengelernt, die zeigen, was passiert, wenn Cortisol völlig aus der Spur gerät – zu viel beim Cushing-Syndrom, zu wenig beim Morbus Addison.

Im nächsten Kapitel erfährst du, wie chronischer Stress Cortisolwerte verändern kann – nicht so extrem wie bei Cushing oder Addison, aber mit großen Folgen für Energie, Stimmung und Gesundheit.

6 Die Wirkung von Stress

Stress ist weit verbreitet und macht fast jedem gelegentlich zu schaffen. Dabei ist Stress eine natürliche Reaktion des Körpers auf eine Herausforderung oder Belastung. Bei dem Gefühl, unter Druck zu stehen, werden bestimmte körperliche und psychische Prozesse aktiviert, um die Situation adäquat zu bewältigen – zum Beispiel durch die Ausschüttung von „Stress"-Hormonen wie Adrenalin und Cortisol. Der Körper schaltet dabei auf das klassische Notfallprogramm: Flucht oder Kampf. Herzschlag, Atmung und Muskelspannung steigen, um innerhalb von Sekunden reagieren zu können. Die subjektive Bewertung einer Situation spielt immer auch eine Rolle. Schwierig wird es, wenn Stress zu einem chronischen Zustand wird.

Ob uns Stress hilft oder schadet, entscheidet nicht nur die äußere Belastung, sondern auch die innere Bewertung: „Kann ich das bewältigen?". Die Antwort lenkt Cortisol in Richtung Antrieb (kurz, klar, lösbar) oder Daueralarm (lang, unkontrollierbar).

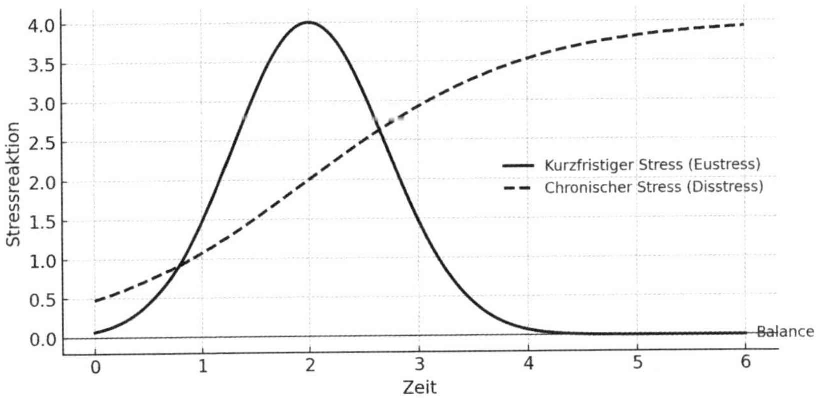

Hilfreich oder schädlich? Stress hat zwei Seiten

Stress ist allerdings nicht gleich Stress: Er kann beflügeln oder belasten. Man spricht von zwei Gesichtern des Stress: dem hilfreichen Eustress und dem schädlichen Disstress.

Eustress

Bei Eustress (aus dem Griechischen: Vorsilbe „eu-“ = gut) handelt es sich um positiven, motivierenden Stress, der anregend und leistungssteigernd wirkt. Er tritt auf, wenn eine Herausforderung zwar anspruchsvoll ist, aber als bewältigbar empfunden wird.

Merkmale von Eustress	Typische Auslöser von Eustress	Wirkung auf Körper und Psyche
Kurzfristig und kontrollierbar	Sportliche Wettkämpfe	Erhöhte Energie und Aufmerksamkeit
Steigert Motivation, Konzentration und Produktivität	Prüfungen (wenn man sich gut vorbereitet fühlt)	Leichter Anstieg von Herzfrequenz und Atemfrequenz
Wird als angenehm, belebend und anspornend empfunden	Neue Projekte oder kreative Aufgaben	Keine langfristigen negativen Folgen
Fördert persönliches Wachstum, Lernen und Entwicklung	Positive Lebensereignisse (z. B. Hochzeit, Umzug, Jobwechsel)	Kann das Immunsystem sogar stärken

Disstress

Bei dem sogenannten Disstress (aus dem Lateinischen: Vorsilbe „dis-“ = schlecht) handelt es sich um negativen, belastenden Stress, der als überfordernd, bedrohlich oder unkontrollierbar empfunden wird. Er kann körperlich und psychisch krank machen – vor allem, wenn er chronisch wird. Untersuchungen bei Führungskräften, die sich starkem, unangenehmem Druck/Stress ausgesetzt gefühlt haben, zeigten: Der zirkadiane Cortisolrhythmus verschob sich. Morgens waren die Werte niedriger, abends höher – entgegen der gesunden und normalen zirkadianen Rhythmik (siehe Seite 39).

Merkmale von Disstress	Typische Auslöser von Disstress	Wirkung auf Körper und Psyche
Überwältigend oder dauerhaft	Dauerhafte Überforderung am Arbeitsplatz	Schlafstörungen, Nervosität, Gereiztheit, Konzentrationsprobleme, Entscheidungsschwäche
Führt zu Anspannung, Angst, Hilflosigkeit	Konflikte (privat oder beruflich)	Herz-Kreislauf-Beschwerden, Magenprobleme
Hemmt Denk- und Leistungsfähigkeit	Finanzielle Sorgen	Langfristig: Burnout, Depression, Angststörungen
Wird als belastend, unangenehm und erschöpfend erlebt	Krankheit	
	Trauer	
	Ständiger Zeitdruck	

Das könntest du sein

- Michael, 32, trainiert für einen Triathlon. Stress ist spürbar, aber er ist zu bewältigen. Cortisol steigt im Wettkampf, sinkt danach ab. Ergebnis: ein Gefühl von Kraft und guter Müdigkeit statt Erschöpfung.
- Sabine, 41, jedoch ist ständig erreichbar. Anfangs „funktioniert" sie, doch bald kommen Schlaflosigkeit, Gereiztheit, Entscheidungsschwäche. Messung: Cortisol ist morgens zu niedrig, abends zu hoch, der Tagesrhythmus ist gekippt.

Stress ist nicht gleich Stress: Eustress macht stark, Disstress macht krank. Entscheidend ist, ob Cortisol wieder sinkt oder dauerhaft zu viel ausgeschüttet wird.

Medien und Stress

Anhaltender Stress, einhergehend mit aus der Balance geratenen Cortisolwerten, kann auch durch die Gegebenheiten unserer Zeit verursacht werden, in der die Nutzung von sozialen und unterhaltenden Medien jeglicher Art stetig zunimmt. Die Gründe, warum die Mediennutzung derart schädliche Auswirkungen haben kann, sind ausgesprochen vielfältig. Eine Reihe unterschiedlicher Auslöser kann hier ausschlaggebend sein.

Stress durch Informationsüberflutung (Infobesity)

Täglich sind Menschen einer Flut von Informationen ausgesetzt – insbesondere im Internet und in den sozialen Medien prasseln Nachrichten, Werbung, nützliche und überflüssige Informationen ungefiltert auf den Nutzer ein. Das Gehirn muss wiederholt Reize filtern und verarbeiten. Diese ständige kognitive Belastung kann zu mentalem Stress führen. Studien zeigten bereits, dass

Menschen, die digitale Medien intensiv nutzen, häufig ein erhöhtes Stresslevel aufweisen.[1]

Stress durch Vergleiche mit Idealen aus den sozialen Medien

Plattformen wie Instagram, TikTok oder Facebook fördern den sozialen Vergleich von sich selbst mit den Persönlichkeiten aus der Social-Media-Welt. Nutzer vergleichen sich mit scheinbar „perfekten“ Leben und Äußerlichkeiten anderer, was zu Unzufriedenheit, Selbstzweifeln und emotionalem Stress führen kann. Dieser Stress ist nicht einfach nur ein „Gefühl“, sondern kann auch physiologisch messbar sein – etwa durch erhöhte Cortisolwerte.

Cybermobbing und Online-Konflikte

Negative Interaktionen in sozialen Netzwerken, wie Mobbing, Shitstorms oder Trolling, lösen bei Betroffenen akute Stressreaktionen aus. Hier konnten Forscher unter Laborbedingungen eine direkte Cortisolreaktion nachweisen.

Ständige Erreichbarkeit und „Always-on“-Kultur

Das Gefühl, ständig erreichbar sein zu müssen (zum Beispiel durch E-Mails, WhatsApp oder ähnliche Messenger-Dienste), führt zu einem ständigen Anspannungszustand. Auch hier konnten Studien belegen, dass Menschen mit hoher digitaler Erreichbarkeit schlechter schlafen und höhere Cortisolwerte am Abend zeigen. Diese widersprechen dem gewöhnlichen und gesunden zirkadianen Rhythmus des Cortisols, dessen Wert typischerweise abends niedriger ist, um das Einschlafen zu fördern.

Medienkonsum vor dem Schlafen

Die Nutzung von Smartphones oder Tablets am Abend, besonders mit blauen Lichtquellen, stört den Biorhythmus, hemmt die Melatoninproduktion und erhöht den Cortisolspiegel. Bei Melatonin handelt es sich um das sogenannte „Schlafhormon", das ausgeschüttet wird, um den Schlaf zu fördern. Wenn zu wenig davon verfügbar ist, schläft man schlechter ein. All diese Faktoren wirken sich negativ auf die Schlafqualität aus und können chronischen Stress verstärken.

Beispiele für Studien, die Stress durch Mediennutzung genauer untersucht haben:

1. Pew Research Center (2015)[2]: Frauen, die soziale Medien intensiv nutzen, berichten häufiger über Stress. Die Studie nannte das Phänomen „The Cost of Caring" – besonders bei negativen Nachrichten über andere Menschen.
2. University of California, Irvine (2012)[3]: Mitarbeiter ohne E-Mail-Zugang hatten deutliche Zeichen für weniger Stress als die Vergleichsgruppe mit normalem E-Mail-Zugang.
3. Canadian Journal of Psychiatry (2020)[4]: Jugendliche mit übermäßigem Bildschirmkonsum (> 7 h/Tag) hatten erhöhte Cortisolwerte und berichteten von depressiven Symptomen und Angst.
4. Deutsches Institut für Vertrauen und Sicherheit im Internet (DIVSI): Viele Menschen empfinden den digitalen Alltag als „stressig" – besonders durch den Druck, überall online sein zu müssen.

Mediennutzung kann also Stress auslösen und mit erhöhten Cortisolwerten einhergehen, besonders wenn sie exzessiv oder unkontrolliert ist und emotional belastende Inhalte mit sich bringt. Besonders gefährdet sind Jugendliche, Vielnutzer sozialer Medien und Menschen in stressigen digitalen Arbeitsumfeldern.

Wichtig ist nicht nur, wie viel, sondern auch, wie Medien konsumiert werden. Ein bewusster, reflektierter Umgang ist der Schlüssel, um negative Effekte zu minimieren.

Das könntest du sein

Lukas, 27, scrollt abends stundenlang durch Nachrichten und Social Media. Einschlafen wird schwer, morgens ist er müde, tagsüber unruhig. Sein Körper verhält sich im Hinblick auf seine Cortisolausschüttung, als wäre er in Gefahr – nur durch Informationen.

Die konkreten Folgen von Dauerstress

Wie du bereits im Kapitel zum Metabolischen Syndrom gelesen hast (mehr dazu ab Seite 51), spielen Blutfette eine entscheidende Rolle: Triglyceride steigen, HDL sinkt und die Balance von Cholesterin gerät ins Ungleichgewicht. Diese Muster kennst du schon – im Zusammenspiel mit Dauerstress werden sie jedoch zusätzlich verschärft.

Anhaltender Stress verändert die Cortisolausschüttung so, dass genau diese Prozesse aus dem Ruder laufen: Fett wird im Bauchraum eingelagert, Zuckerwerte steigen, Blutdruck erhöht sich. Es geht hier nicht mehr um einzelne Symptome, sondern um eine ganze Kette von Reaktionen, die sich gegenseitig verstärken. So schließt sich der Kreis: Die Faktoren, die wir bereits einzeln betrachtet haben, werden durch chronischen Stress nicht nur befeuert, sondern teilweise sogar ausgelöst.

Das könntest du sein

Petra ist 47 Jahre alt und arbeitet seit Monaten ohne Pausen. Freizeit ist Mangelware, Schlaf kommt zu kurz und ohne Kaffee läuft nichts mehr. Bei der Vorsorgeuntersuchung zeigt sich ein alarmierendes Bild: Der Blutdruck ist erhöht, der Nüchternzucker ebenfalls, die Triglyceride sind hoch und das HDL – das „gute Cholesterin" – liegt deutlich zu niedrig. Das ist genau die Konstellation, die du aus dem Metabolischen Syndrom bereits kennst.

Doch das Entscheidende ist: Bei Petra ist es nicht nur die Ernährung oder mangelnde Bewegung. Der Dauerstress hält ihren Cortisolspiegel ständig zu hoch. Das sorgt dafür, dass der Blutzucker nicht zur Ruhe kommt, dass Fett bevorzugt im Bauch eingelagert wird und dass die Blutfette immer weiter in Schieflage geraten. Stress wirkt wie ein unsichtbarer Motor, der alle diese Risikofaktoren gleichzeitig antreibt.

Was wir im Buch bisher getrennt betrachtet haben – Blutzucker, Cholesterin, Blutdruck, Bauchfett –, fügt sich in Petras Beispiel zu einem Gesamtbild zusammen. So schließt sich der Kreis: Dauerstress ist kein einzelner Faktor unter vielen, sondern der Verstärker, der die bekannten Muster bündelt und verschärft.

Paradox: Wie zu viel Cortisol am Ende in einen Mangel führt

Chronischer Stress führt im Körper zu anhaltend erhöhten Cortisolspiegeln – eine Reaktion, die zunächst adaptiv ist, um kurzfristig Energie bereitzustellen, Entzündungen zu hemmen und die Homöostase (also das Gleichgewicht der physiologischen Körperfunktionen) zu sichern. Wird die Stressbelastung jedoch dauerhaft, gerät die zentrale Steuerungsachse dieser Reaktion – die Hypothalamus-Hypophysen-Nebennierenrinden-Achse (HPA-Achse) – aus dem Gleichgewicht. Anfangs kommt es zu einer dauerhaften Aktivierung dieser Achse, was zu chronisch erhöhten Cortisolwerten führt. So weit, so bekannt (siehe Seite 36 und folgende).

Was jedoch vielen weniger geläufig ist, ist der chronische Rückgang des Cortisolspiegels. Denn langfristig wirkt sich die Daueraktivierung der HPA-Achse sogar hemmend auf deren Funktion aus: Durch die starke negative Rückkopplung reduziert der Hypothalamus die Freisetzung von CRH (Corticotropin-Releasing-Hormon) und die Hypophyse die Ausschüttung von ACTH (adrenocorticotropes Hormon). Die Nebennierenrinde produziert daraufhin weniger Cortisol und es stellt sich der sogenannte Hypocortisolismus ein, trotz fortbestehendem Stress. Dieser Zustand – ein chronisch reduzierter Cortisolspiegel – ist nicht Ausdruck eines Organschadens, sondern eher ein „Rückzug" des Systems, ein Schutzmechanismus gegen die toxischen Effekte dauerhafter Cortisolausschüttung. Diese Phase wird auch als „blunted HPA axis" oder funktionelle Nebennierenschwäche bezeichnet.

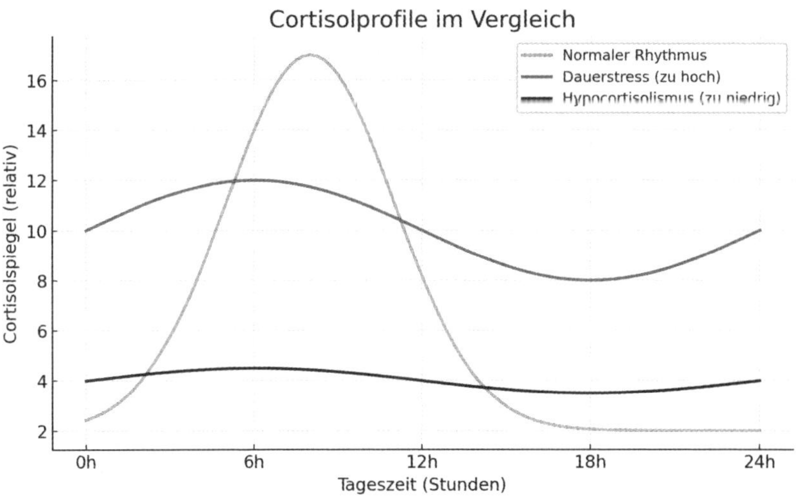

In diesem Zustand zeigen Betroffene häufig eine ausgeprägte Erschöpfung, geringe Stressresistenz, depressive Symptome, Konzentrationsschwierigkeiten und Schlafprobleme. Auch treten verstärkt Entzündungszeichen auf, da der entzündungshemmende Effekt des Cortisols ausbleibt. Auffällig ist außerdem eine Neigung zu niedrigem Blutdruck und zu Hypoglykämie. Dieser Zustand ist beispielsweise in Krankheitsbildern wie chronischem Fatigue-Syndrom, Burn-out, Fibromyalgie und PTBS (Posttraumatische Belastungsstörung) zu beobachten. Organisch ist die Nebennierenrinde in diesen Fällen gemeinhin intakt; die Störung liegt auf funktioneller, zentraler Steuerungsebene.

Eine Therapie zielt auf die Reaktivierung der HPA-Achse durch Stressabbau, Schlafregulation, gezielte Ernährung, adaptogene Pflanzenstoffe (natürliche Pflanzenstoffe, die dem Körper helfen, sich an Stress anzupassen) und ggf. psychotherapeutische Begleitung. In schweren Fällen wird über eine niedrig dosierte, zeitlich begrenzte Cortisolsubstitution diskutiert – allerdings mit großer Zurückhaltung.

Das könntest du sein

Monika, 51, nach Jahren der Überforderung kippt ihr System: erst ständig zu viel Cortisol, jetzt zu wenig. Symptome: tiefe Müdigkeit, Schwindel beim Aufstehen, „leerer Tank“. Erst mit Schlaf, Stressabbau, Ernährungsumstellung und Therapie stabilisiert sich die Achse langsam.

Dauerstress kann die Cortisolachse erst überdrehen – und später in die Erschöpfung drücken.

Und wie geht's weiter?

In diesem Kapitel hast du erfahren, wie Stress wirkt und warum er den Cortisolspiegel aus der Balance bringen kann – sei es durch akute Belastungen, chronische Überforderung oder auch durch moderne Faktoren wie digitale Dauerreize. Doch Cortisol reagiert nicht nur auf äußeren Druck. Es passt sich auch an die jeweilige Lebensphase und besondere Umstände an. Kinder, Frauen, Männer – alle erleben Cortisol anders. Auch Elternschaft, Schichtarbeit oder eine besondere Sensibilität für Reize können den Cortisolhaushalt deutlich beeinflussen.

Deshalb schauen wir im nächsten Kapitel genauer hin: Wie wirkt Cortisol in bestimmten Lebenssituationen und besonderen Lebensphasen – und welche Rolle spielen dabei das Geschlecht und die individuellen Bedingungen?

7 Cortisol in verschiedenen Lebensphasen unter Berücksichtigung des Geschlechts und besonderer Voraussetzungen

Cortisol ist ein Begleiter durch unser ganzes Leben. Doch es reagiert nicht immer gleich: Kindheit, Pubertät, Elternschaft, hormonelle Veränderungen bei Frauen, berufliche Belastungen bei Männern oder Schichtarbeit – all das beeinflusst, wie unser Körper Cortisol ausschüttet und reguliert. Manche Lebenssituationen machen uns anfälliger, manche Lebensphasen sind besonders sensibel.

Lebensphasen bestimmen, wie wir auf Stress reagieren. In jungen Jahren sind wir formbarer, in der Mitte des Lebens oft besonders belastet, im Alter wiederum sensibler für Veränderungen. Cortisol folgt keinem starren Muster, sondern passt sich an die jeweilige Situation an. Manche Abschnitte des Lebens sind dadurch besonders prägend. Deshalb greifen wir einzelne Phasen heraus, die ein genaueres Hinsehen verdienen. Ein Beispiel dafür ist die Kindheit.

Kinder

Das Thema Kinder hat aus unserer Sicht eine besondere Bedeutung. Denn ihr Stresssystem ist empfindlicher als das von Erwachsenen, und Störungen in den ersten Lebensjahren können dauerhafte Spuren hinterlassen. Deshalb widmen wir diesem Bereich einen ausführlichen Exkurs.

Exkurs: Cortisol bei Kindern

Das Thema Kinder hat für uns eine besondere Bedeutung. Denn in der frühen Kindheit wird das Fundament gelegt, wie der Körper auf Stress reagiert – ein Leben lang. Schon in den ersten Monaten entscheidet sich, ob die Cortisolausschüttung stabil bleibt oder ob sie zu stark oder zu schwach reagiert.

Kinder sind hier besonders verletzlich: Sie haben noch keine erlernten Strategien, um Stress auszugleichen, und sind vollständig auf die Regulierung durch ihre Bezugspersonen angewiesen. Gleichzeitig zeigen Studien eindrücklich, dass frühe Erfahrungen das Stresssystem dauerhaft prägen können. Ein sicher gebundenes Kind entwickelt eine stabile Cortisolkurve – ein vernachlässigtes oder belastetes Kind trägt dagegen oft ein erhöhtes Risiko für gesundheitliche und seelische Probleme bis ins Erwachsenenalter.

Darum lohnt es sich, bei Kindern genau hinzuschauen. Nicht nur, weil sie Schutz brauchen, sondern auch, weil hier die Chance liegt, Weichen zu stellen: für Resilienz, Gesundheit und ein Leben in Balance.

Entwicklung der Cortisolregulation bei Kindern

Schon im Mutterleib produziert der Fötus ab der siebten bis zehnten Schwangerschaftswoche eigenes Cortisol. Kurz vor der Geburt spielt das Hormon eine Schlüsselrolle für die Lungenreifung – es hilft dem Kind, nach der Geburt eigenständig zu atmen.

Die Geburt selbst ist der erste große Stressreiz im Leben: Gesunde Neugeborene zeigen eine deutliche Cortisolspitze während der Entbindung. Das ist eine normale und wichtige Reaktion, die dem Kind hilft, die neue Umwelt außerhalb des Mutterleibes zu bewältigen.

In den ersten Lebensmonaten entwickelt sich nach und nach ein Tagesrhythmus des Cortisols. Zwischen dem zweiten und sechsten Lebensmonat zeigt sich erstmals das Muster, das wir auch bei Erwachsenen kennen: die höchsten Werte am Morgen, ein Absinken im Tagesverlauf und der niedrigste Wert in der Nacht. Diese Entwicklung ist ein wichtiger Schritt für Schlaf, Wachheit und Regulation des kleinen Körpers.

Fehlregulation der Cortisolproduktion bei Kindern

Wie bei Erwachsenen kann es auch bei Kindern zu Fehlregulationen kommen:

- Überreaktion (Hyperaktivität des Stresssystems): dauerhaft erhöhte Cortisolwerte.
- Unterreaktion (Hyporeaktivität des Stresssystems): verminderte oder ausbleibende Stressantwort.

Beispiele für Ursachen von Cortisol-Fehlregulation

- Frühgeburt: Das Stresssystem ist noch unreif. Die Folge sind oft flache, dysregulierte Cortisolantworten.
- Früher Stress oder Trauma: kann die Andockstellen für Cortisol (Rezeptoren) dauerhaft verändern. Manchmal zeigt sich eine Überreaktion, manchmal eine Abstumpfung.
- Vernachlässigung oder Missbrauch: Anfangs oft hohe Cortisolspiegel, später ein Abflachen – als eine Art Schutzmechanismus.
- Chronische Erkrankungen (z. B. Asthma, Steroidtherapie): Eingriffe in die Cortisolproduktion sind häufig.

- Übergewicht (Adipositas) und Insulinprobleme: Kinder mit beginnender Insulinresistenz zeigen häufig leicht erhöhte Cortisolwerte und einen gestörten Tagesrhythmus.

Forschungsergebnisse

- Gunnar & Quevedo (2007):[5] Frühkindlicher Stress kann die Cortisolantwort langfristig verändern. Kinder, die Misshandlung oder fehlende Bindung erlebt haben, zeigen oft eine abgeschwächte Reaktion – eine Art Abstumpfung.

- Lupien et al. (2009):[6] Chronisch hohe Cortisolwerte im Kindesalter gehen mit schlechteren Gedächtnisleistungen einher, besonders im Bereich des Hippocampus.

- Tarullo & Gunnar (2006):[7] Entscheidend ist, dass Kinder Sicherheit erleben. Wenn Bezugspersonen zuverlässig reagieren, entwickelt sich eine resiliente Stressregulation.

Langfristige Folgen

Wenn die Cortisolregulation bei Kindern dauerhaft gestört ist, kann das Folgen in vielen Bereichen haben:

- Kognition: Lern- und Konzentrationsstörungen.

- Gefühle: Erhöhte Reizbarkeit, Angst, depressive Symptome.

- Immunsystem: Erhöhte Infektanfälligkeit oder Autoimmunreaktionen.

- Stoffwechsel: Übergewicht, gestörter Blutzucker.

- Sozialverhalten: Aggressivität oder Rückzug.

Fremdbetreuung in Krippen und Kitas

Ein besonders intensiv erforschtes Feld ist die Betreuung von Kleinkindern in Krippen. Mehrere Studien (z. B. Vermeer & van IJzendoorn, 2006[8]) zeigen: Bei 70–90 % der 2- bis 3-Jährigen steigen die Cortisolwerte im Laufe des Krippentages an – statt wie zu Hause abzufallen. Selbst bei insgesamt guter Betreuungsqualität ist dieser Effekt messbar. Besonders betroffen sind Kleinkinder zwischen 2 und 4 Jahren. Ab 5 bis 6 Jahren ist der Effekt deutlich schwächer. Die entscheidenden Faktoren sind Qualität und Dauer der Betreuung:

- Hohe Sensitivität der Betreuungspersonen und weniger Lärm ▶ schwächere Cortisolreaktionen.
- Ganztägige Fremdbetreuung vermeiden ▶ v. a. von 0 bis 4 Jahren.
- Teilzeit oder kleinere Gruppen ▶ meist geringerer Anstieg.
- Betreuung zu Hause oder im familiär /vertrauten Gefüge (wenn möglich) in Betracht ziehen - vor allem unter 3 Jahren

Die As und Os für ausgeglichene Cortisolspiegel bei Kindern

Ein gesunder Cortisolspiegel ist schon im frühen Kindesalter entscheidend – nicht nur für die kurzfristige Stressbewältigung, sondern auch für die langfristige Entwicklung von Gehirn, Immunsystem und emotionaler Stabilität. Kinder reagieren insgesamt sensibler auf äußere Einflüsse als Erwachsene: Schlafmangel, Lärm, fehlende Sicherheit oder Überforderung können den Cortisolhaushalt rasch aus dem Gleichgewicht bringen. Umso wichtiger ist es, Schutzfaktoren zu kennen und im Alltag zu verankern.

1. Sichere Bindung und feinfühlige Bezugspersonen

Kinder können ihr Stresssystem in den ersten Lebensjahren nicht alleine regulieren. Sie brauchen Co-Regulation – durch die Nähe, den Trost und die Reaktionen ihrer Bezugspersonen.

Empfehlung:

- Verlässlich auf kindliche Signale reagieren (Trennung, Überforderung, Kummer).
- Körperkontakt, Blickkontakt und eine beruhigende Ansprache helfen nachweislich, den Cortisolspiegel zu senken.
- „Aushaltenlassen" von Stress vermeiden – etwa beim Schlaftraining oder in Trennungssituationen – kann zu unnötig starken Cortisolanstiegen führen.

Forschung:

Kinder mit sicherer Bindung zeigen geringere Cortisol-Grundspiegel und stabilere Stressantworten (Gunnar & Quevedo, 2007[9]).

2. Ausgeglichener Schlaf-Wach-Rhythmus

Cortisol folgt auch bei Kindern einem Tagesrhythmus: hoch am Morgen, niedrig am Abend. Damit sich dieser Rhythmus stabil entwickeln kann, brauchen Kinder ausreichend Schlaf und verlässliche Strukturen.

Empfehlung:

- Feste Einschlafrituale mit ruhigen Abläufen bei gedimmtem Licht.
- Mittagsschlaf im Kleinkindalter möglichst nicht zu spät.

Forschung:
Schlafmangel erhöht die Cortisolwerte schon bei Vorschulkindern deutlich und führt zu Reizbarkeit, Unruhe und schlechterer Emotionsregulation (El-Sheikh et al., 2013[10]).

3. Viel Tageslicht und Bewegung im Freien
Wie bei Erwachsenen wirkt Tageslicht als wichtigster Taktgeber für den Cortisolrhythmus – besonders bei Kindern. Bewegung im Freien baut Stresshormone zusätzlich ab.

Empfehlung:

- Täglich mindestens eine Stunde draußen spielen, möglichst am Vormittag.
- Naturerfahrungen (Park, Garten, Wald) regelmäßig ermöglichen.
- Waldkindergärten anstatt normaler Kindergärten ermöglichen es den Kleinen, während der Betreuungszeit draußen zu sein.

Forschung:
Kinder, die regelmäßig draußen spielen, zeigen niedrigere Cortisolwerte, bessere Stimmung und mehr Konzentration (Faber Taylor & Kuo, 2009[11]).

4. Spiel als natürliche Selbstregulation
Freies, selbstbestimmtes Spiel ist eine Art „aktive Meditation“ für das kindliche Gehirn. Es löst Anspannung, stärkt die Selbstregulation und schützt langfristig vor stressbedingten Störungen.

Empfehlung:

- Täglich Raum für freies Spiel ohne Vorgaben.
- Kreatives und fantasievolles Spiel bevorzugen.
- Bildschirmzeit begrenzen – sie ersetzt nicht das echte Spiel.

Forschung:

Freies Spiel fördert die Entwicklung des Frontalhirns und hilft Kindern, Stresssituationen besser zu verarbeiten (Pellis & Pellis, 2013[12]).

5. Reizreduktion – weniger Lärm, weniger Stress

Kinder reagieren empfindlich auf Umweltreize wie Lärm, grelles Licht oder Hektik. Auch wenn sie nach außen ruhig erscheinen, steigt ihr Cortisolspiegel messbar an.

Empfehlung:

- „Lärmpausen" im Tagesablauf einplanen (ruhige Ecke, Kuschelhöhle, stille Zeit).
- Nach aufregenden Erlebnissen gezielt Ruhephasen einbauen.
- Übermäßige Mediennutzung vermeiden.

Forschung:

Schon Alltagslärm ab 65 Dezibel (z. B. Großraumbüro-Niveau) kann den Cortisolspiegel bei Kindern erhöhen (Evans & Lepore, 1993[13]).

Das könnte dein Kind sein

- Mara, 3 Jahre, ist seit einigen Wochen ganztags in der Kita. Abends ist sie erschöpft, schläft unruhig und wacht mehrfach auf. Ihre Eltern wundern sich über Wutausbrüche, die sie vorher nicht kannten. Eine Cortisolmessung zeigt: Ihre Werte steigen über den Tag hinweg, statt wie zu Hause abzusinken.
- Lukas, 6 Jahre, besucht eine große Ganztagsklasse. Seitdem wirkt er lauter, ungeduldiger und schneller gereizt. Erst als die Eltern feste Ruhezeiten und Einschlafrituale einführen, stabilisiert sich sein Cortisolspiegel – und auch seine Stimmung hellt sich spürbar auf.

Beide Beispiele zeigen: Schon alltägliche Belastungen wie Fremdbetreuung oder ein voller Schultag können Cortisol bei Kindern empfindlich aus dem Takt bringen.

Wichtige Schutzfaktoren

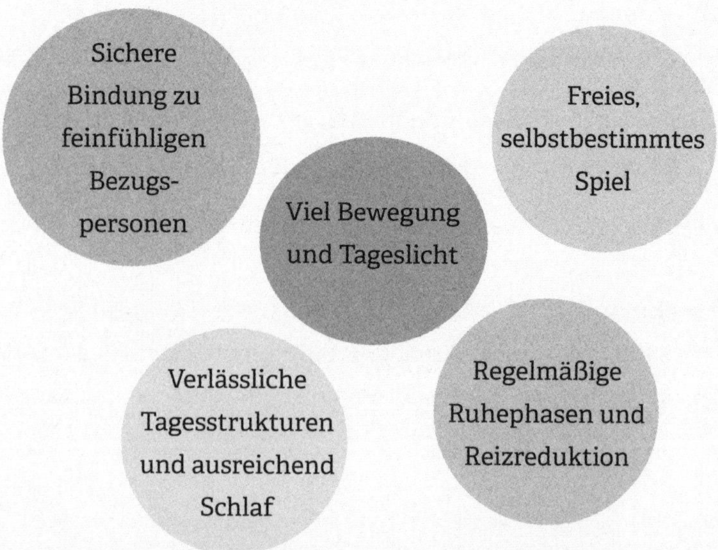
Sichere Bindung zu feinfühligen Bezugspersonen
Freies, selbstbestimmtes Spiel
Viel Bewegung und Tageslicht
Verlässliche Tagesstrukturen und ausreichend Schlaf
Regelmäßige Ruhephasen und Reizreduktion

Frauen: Zyklus, Schwangerschaft, Wechseljahre

Das Leben von Frauen ist geprägt von hormonellen Übergängen – und Cortisol spielt darin eine unterschätzte Rolle. Zyklus, Schwangerschaft und Wechseljahre bringen natürliche Schwankungen der Geschlechtshormone Östrogen und Progesteron mit sich. Diese Hormone stehen in enger Wechselwirkung mit Cortisol: Sie können seine Wirkung dämpfen oder verstärken. Deshalb spüren viele Frauen Cortisol-Disbalancen in diesen Lebensphasen besonders deutlich.

Zyklus

In der zweiten Zyklushälfte, wenn Progesteron steigt und wieder fällt, berichten viele Frauen von Stimmungsschwankungen, Schlafproblemen oder Heißhunger. Cortisol trägt mit dazu bei: Es steigt leichter an, die Stressreaktionen wirken stärker. Beim prämenstruellen Syndrom (PMS) zeigt sich diese Wechselwirkung besonders deutlich.

Schwangerschaft

Während der Schwangerschaft steigt Cortisol physiologisch stark an. Das ist normal – es unterstützt die Entwicklung des Babys, vor allem die Reifung der Lungen. Doch zu viel Stress kann diesen Prozess stören und ist mit Frühgeburtsrisiken und Entwicklungsproblemen verbunden. Nach der Geburt fällt Cortisol abrupt ab – ein möglicher Faktor für den „Baby Blues“.

Wechseljahre

Wenn Östrogen und Progesteron abfallen, tritt Cortisol stärker in den Vordergrund. Viele Frauen erleben Schlafstörungen, Gewichtszunahme am Bauch und Gereiztheit. Das liegt nicht nur an den Wechseljahren selbst, sondern auch daran, dass die dämpfende Wirkung von Östrogen auf das Stresssystem fehlt.

Das könntest du sein

Susanne, 49, arbeitet als Lehrerin. Seit einigen Monaten schläft sie schlechter ein, wacht mehrmals auf und fühlt sich morgens gerädert. Trotz gesunder Ernährung und regelmäßigem Sport nimmt sie am Bauch zu. Sie macht sich Sorgen, dass „die Wechseljahre" alles durcheinanderbringen. Erst durch eine hormonelle Untersuchung wird klar: Ihr Cortisol bleibt abends ungewöhnlich hoch. In Verbindung mit dem Östrogenabfall erklärt das die Schlafprobleme – und die neuen Fettpolster.

Hormone im Wechselspiel

Östrogen dämpft Cortisol ▸ weniger Stressreaktion.
Progesteron beruhigt und stabilisiert.
Fällt beides ab, kann Cortisol ungebremst wirken.

Männer

Männer erleben keine hormonellen Umbrüche wie Frauen, doch Cortisol prägt auch ihr Leben stark.

Besonders in der Lebensmitte kommt es häufig zu Verschiebungen: Leistungsdruck im Beruf, wachsende Verantwortung in der Familie, körperliche Veränderungen.

Ein klassisches Muster: Männer treiben Sport, ernähren sich vernünftig – und nehmen dennoch am Bauch zu. Das ist oft kein „Altersbauch", sondern ein Cortisolbauch. Denn dauerhaft erhöhte Werte fördern die Einlagerung von Fett im Bauchraum, selbst wenn die Kalorienbilanz stimmt.

Das könntest du sein

Thomas, 47, leitet ein mittelständisches Unternehmen. Er trainiert dreimal die Woche, achtet auf seine Ernährung, trinkt kaum Alkohol. Trotzdem wächst sein Bauchumfang. Gleichzeitig fühlt er sich erschöpft und schläft unruhiger als früher. Bei einer Routineuntersuchung zeigt sich: Sein Blutdruck ist erhöht, die Blutfette sind ungünstig – klassische Folgen eines Cortisolüberschusses. Erst durch Stressreduktion und kleine Veränderungen im Alltag (regelmäßige Pausen, weniger Abendtermine) bessern sich die Werte.

Elternschaft

Die Geburt eines Kindes verändert den Cortisolhaushalt bei Müttern und Vätern. In den ersten Wochen passen sich die Spiegel an, und Cortisol wirkt vor allem als Stress- und Wachsamkeitsmodulator. Der Hormonhaushalt beider Elternteile reguliert sich in Richtung der Bedürfnisse des Kindes: Oxytocin, das „Bindungshormon", wird bei der Mutter ausgestoßen, und ein Testosteronabfall kommt bei Vätern vor, um deren Fürsorgebereitschaft zu erhöhen. Doch Schlafmangel, Dauerbelastung und die Verantwortung, rund um die Uhr verfügbar zu sein, verschieben die Balance des Cortisols schnell. Viele Eltern kennen das: Gereiztheit, Müdigkeit, Gewichtszunahme trotz Bewegung – alles klassische Signale für Cortisol, das aus der Balance geraten ist.

Das könntest du sein

Julia, 35, und ihr Partner Jan, 37, haben vor sechs Monaten Zwillinge bekommen. Seitdem schlafen beide kaum durch. Julia fühlt sich gereizt und weint schnell, Jan ist erschöpft und nimmt zu, obwohl er kaum mehr isst. Beide erleben, wie der ständige Schlafmangel ihr Stresssystem aus dem Takt bringt – und wie schwer es ist, als Eltern wieder in Balance zu kommen.

Schichtarbeit

Schichtarbeit gehört zu den größten Herausforderungen für den Cortisolhaushalt. Unser Stresshormon folgt einem inneren Takt: morgens hoch, abends niedrig. Dieser Rhythmus hat sich über Jahrtausende an den Wechsel von Tag und Nacht angepasst. Schichtarbeit zwingt den Körper, diesen Takt zu ignorieren – mit Folgen.

Nachtarbeit bedeutet: Cortisol bleibt in den falschen Phasen hoch. Wer nachts arbeitet, muss wach und leistungsfähig sein – der Körper fährt aber eigentlich herunter. Am Tag, wenn Ruhe angesagt wäre, bleibt Cortisol erhöht, weil der Rhythmus durcheinander ist. Typische Folgen sind Ein- und Durchschlafstörungen, Gereiztheit, Verdauungsprobleme und das Gefühl, dauerhaft erschöpft zu sein.

Langfristig zeigen Studien: Schichtarbeitende haben ein höheres Risiko für Bluthochdruck, Diabetes, Übergewicht und Herz-Kreislauf-Erkrankungen. Das liegt nicht nur am gestörten Schlaf, sondern auch daran, dass Cortisol ständig gegen die innere Uhr arbeitet.[14]

Das könntest du sein

Elena, 35, ist Krankenschwester im Nachtdienst. Sie schläft nach der Arbeit bis mittags, wacht aber erschöpft auf. Wenn sie frei hat, versucht sie, „normal" zu schlafen – aber der Wechsel macht sie erst recht müde. Sie merkt, dass sie gereizter ist, häufiger Infekte hat und zunimmt, obwohl sie nicht mehr isst als früher. Ihr Arzt erklärt ihr, dass ihr Cortisolrhythmus verschoben ist. Erst als sie konsequent Schlafrituale einführt – Verdunkelung, feste Schlafzeiten auch am Wochenende, gezielte Lichtnutzung –, verbessert sich ihr Befinden.

Tipps für Schichtarbeitende

- Möglichst feste Schichtfolgen (z. B. immer Nacht, nicht ständig wechselnd).
- Nach der Nachtschicht den Raum konsequent abdunkeln.
- Vor dem Nachtdienst helles Licht nutzen, um den Körper wachzuhalten.
- Keine schweren Mahlzeiten mitten in der Nacht, lieber kleine Snacks.
- Regelmäßige Bewegung am Tag zur Stabilisierung des Stoffwechsels.

Hochsensibilität (HSP)

Etwa 15–20 % der Menschen gelten als hochsensibel. Sie nehmen Reize intensiver wahr: Geräusche, Gerüche, Licht, soziale Spannungen. Was für andere kaum auffällt, kann für sie überwältigend sein. Diese Sensibilität betrifft auch den Cortisolhaushalt. Das Stresshormon steigt schneller an und bleibt länger hoch – selbst bei Reizen, die Außenstehende nicht als belastend empfinden.

Das bedeutet: Hochsensible Menschen sind anfälliger für Erschöpfung, Schlafprobleme und psychosomatische Beschwerden. Gleichzeitig haben sie besondere Stärken: Sie reagieren reflektierter und intensiver auf positive Erfahrungen. Ihr Cortisolsystem ist nicht „schwach", sondern reagiert stärker in beide Richtungen – zum Negativen wie zum Positiven.

Das könntest du sein

Marie, 29, arbeitet im Großraumbüro. Für ihre Kollegen ist es Alltag, dass Telefone klingeln, Drucker rauschen und mehrere Gespräche gleichzeitig stattfinden. Für Marie bedeutet es Dauerstress: Sie geht abends nach Hause, fühlt sich innerlich „vibrieren“ und schläft schlecht ein. Erst als sie ihre Arbeitsumgebung anpasst – Noise-Cancelling-Kopfhörer, regelmäßige Pausen im Freien, klare Abgrenzung am Feierabend –, bessern sich ihre Symptome. Gleichzeitig spürt sie, dass Natur, Musik und ruhige Gespräche ihr Cortisol stärker senken als bei anderen.

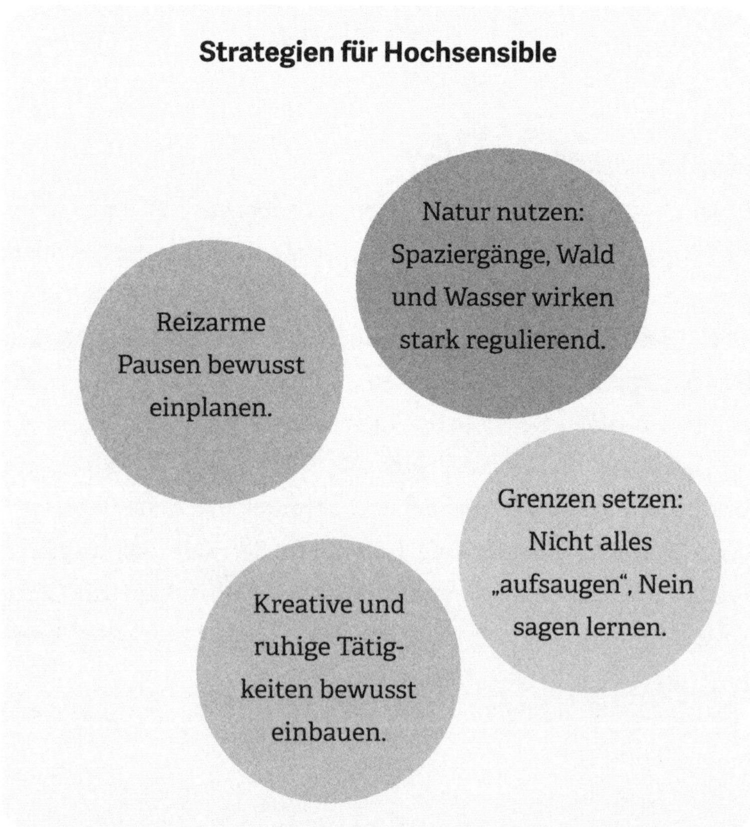

Und wie geht's weiter?

In diesem Kapitel hast du gesehen, wie stark Cortisol von verschiedenen Lebenssituationen beeinflusst wird – von der Kindheit über hormonelle Veränderungen bis hin zu Elternschaft, Schichtarbeit und einer besonderen Sensibilität für Reize. Dabei wurde deutlich: Unser Stresshormon reagiert flexibel, aber es kann aus dem Gleichgewicht geraten, wenn Belastungen überhandnehmen.

Im nächsten Teil lernst du die Werkzeuge kennen, mit denen du selbst Einfluss nehmen kannst: Ernährung, Bewegung, Schlaf, Entspannung und ein bewusster Umgang mit Medien. Sie zeigen dir, wie du deinen Cortisolspiegel Schritt für Schritt wieder in die richtige Bahn lenkst.

TEIL 3

Die Werkzeuge der Cortisolregulation

8 Ernährung und Cortisolbalance

Die Ernährung hat einen nicht zu unterschätzenden Einfluss auf den Cortisolspiegel. Sowohl kurzfristige als auch langfristige Ernährungsgewohnheiten können den Cortisolspiegel beeinflussen – negativ sowie positiv. Dieser Einfluss auf den Cortisolspiegel besteht, da die Ernährung sowohl direkt über hormonelle Signalkaskaden als auch indirekt über den Stoffwechsel, den Blutzuckerspiegel und das Mikrobiom des Darms auf die Hypothalamus-Hypophysen-Nebennierenrinden-Achse (HPA-Achse) wirkt.

Cortisol ist ein Stresshormon, das insbesondere auf Schwankungen im Blutzuckerspiegel empfindlich reagiert. Eine Ernährung, die reich an raffinierten Kohlenhydraten und Zucker ist, führt zu einem schnellen Anstieg des Blutzuckerspiegels, gefolgt von einer starken Insulinausschüttung und einem raschen Blutzuckerabfall. Diese Schwankungen können beim Körper eine Stressreaktion erzeugen, wodurch vermehrt Cortisol ausgeschüttet wird, um die Glucoseverfügbarkeit im Blut zu stabilisieren.

Ebenso kann eine zu niedrige Energie- oder Kohlenhydratzufuhr – beispielsweise durch strenge Diäten oder Fasten – zu einer gesteigerten Cortisolausschüttung führen. Cortisol mobilisiert in solchen Situationen gespeicherte Energie, indem es die Gluconeogenese in der Leber ankurbelt. Eine langfristig unzureichende Energiezufuhr kann daher zu chronisch erhöhten Cortisolwerten beitragen, was das Risiko für Muskelabbau, Immunsuppression oder Schlafprobleme erhöhen kann.

Auch die Qualität der Fette und Proteine in der Ernährung spielt eine Rolle. Eine ausreichende Versorgung mit Omega-3-Fettsäuren wirkt entzündungshemmend und kann die Cortisolreaktion auf Stress abmildern, während ein Übermaß an gesättigten Fetten und Transfetten entzündliche Prozesse begünstigt und den Stressstoffwechsel belasten kann. Eiweißreiche Mahlzeiten mit langsam verdaulichen Kohlenhydraten, wie Vollkornprodukten oder Hülsenfrüchten, tragen zu einem stabileren Blutzuckerspiegel bei und helfen, starke Cortisolschwankungen zu vermeiden.

Ferner beeinflussen Mikronährstoffe wie Magnesium, Vitamin C und B-Vitamine die Cortisolregulation, da sie an enzymatischen Prozessen der Nebennierenhormonsynthese beteiligt sind. Ein Mangel an diesen Nährstoffen kann die Stressresistenz verringern und zu einer erhöhten Cortisolausschüttung führen. Auch das Darmmikrobiom, das stark von der Ernährungsweise geprägt ist, spielt eine Rolle, da hier ausgelöste Entzündungsprozesse auf den Cortisolspiegel wirken können

Zusammengefasst gesagt, können eine ausgewogene Ernährung, charakterisiert zum Beispiel durch niedrigglykämisch komplexe Kohlenhydrate, hochwertige Fette, ausreichend Eiweiß, viele Ballaststoffe sowie eine breite Mikronährstoffversorgung helfen, den Cortisolspiegel langfristig zu regulieren und die Stressresilienz zu fördern. Extreme Diäten, ein Übermaß an Zucker oder hochverarbeiteten Lebensmitteln hingegen begünstigen hormonelle Disbalancen und können den Cortisolspiegel dauerhaft erhöhen.

Ernährungsgewohnheiten anpassen

Eine ausgewogene Ernährung mit stabilisierenden Nährstoffen (niedrigglykämische komplexe Kohlenhydrate – das sind solche, die den Blutzuckerspiegel nur langsam ansteigen lassen –, Omega-3-Fettsäuren, genügend Magnesium und Antioxidantien) kann Fettsäuren langfristig senken – besonders in Kombination mit ausreichend Schlaf, Bewegung und einem guten Stressmanagement. Zucker, Koffein und Alkohol hingegen können den Cortisolspiegel langfristig erhöhen, besonders in stressreichen Zeiten.

Wie wir anhand des Themenkomplexes Kohlenhydratstoffwechsel (Blutzuckerregulation – Insulin – Cortisol) feststellen konnten, hat eine gute Ernährung einen entscheidend positiven Einfluss auf den Cortisolspiegel. Sie ist ein wichtiger Baustein unseres „Cortisol-Codes“, den wir für ein gesundes Leben mit ausgewogenen Cortisolwerten erarbeitet haben (siehe Seite 187).

Eine gesunde Ernährung zur Unterstützung eines ausgeglichenen Cortisolspiegels basiert auf stabilen Blutzuckerwerten, ausreichender Mikronährstoffzufuhr und entzündungshemmenden Lebensmitteln. Der Körper braucht bestimmte Nährstoffe, um die Stressregulation über die Hypothalamus-Hypophysen-Nebennierenrinden-Achse (HPA-Achse) aufrechtzuerhalten.

Besonders wichtig sind niedrigglykämische komplexe Kohlenhydrate (soweit reichlich Kohlenhydrate in der Ernährung bevorzugt werden), hochwertige Fette, Proteine sowie Vitamine und Mineralstoffe wie Vitamin C, B-Vitamine, Magnesium und Zink.

Wichtig ist auch die Regelmäßigkeit der Mahlzeiten, um stressende Hungerphasen und Blutzuckerschwankungen, die Cortisol unnötig in die Höhe treiben können, zu vermeiden. Außerdem sollte auf stark verarbeitete, zuckerreiche oder koffeinlastige Lebensmittel weitgehend verzichtet werden, da sie Stressreaktionen im Körper fördern können.

Auch eine ausreichende Flüssigkeitszufuhr – bevorzugt in Form von Wasser oder Kräutertees – ist entscheidend, da schon eine leichte Dehydration den Cortisolspiegel anheben kann.

Kurzum: Eine antientzündliche, nährstoffreiche, ausgewogene, vollwertige und natürliche Ernährung mit stabilisierendem Einfluss auf den Blutzucker hilft dem Körper, Cortisol flexibel, aber nicht übermäßig auszuschütten.

Lebensmittel, die den Cortisolspiegel erhöhen

- Zucker
- Süßigkeiten
- Schokolade (Milchschokolade)
- Eiscreme
- Limonaden
- Energy Drinks
- Weißbrot
- Toast
- Croissants
- Nudeln aus Weißmehl
- Pizza
- Chips
- Pommes
- Fertiggerichte
- Wurstwaren
- Rotes verarbeitetes Fleisch
- Frittierte Speisen
- Transfette (Fast Food, Margarine)
- Gesüßte Frühstücksflocken
- Alkohol
- Kaffee (viel)
- Energy Shots
- Schwarzer Tee (stark)
- Stark gewürzte Speisen
- Fast-Food-Burger
- Donuts
- Kuchen
- Kekse
- Fertigsoßen mit Zucker
- Ketchup

Drei Alltagsregeln

1. Iss regelmäßig, und wenn du fastest, faste achtsam!
2. Trinke genug!
3. Vermeide Zuckerexzesse!

Lebensmittel, die den Cortisolspiegel senken

- Haferflocken
- Quinoa
- Hirse
- Vollkornbrot
- Vollkornnudeln
- Süßkartoffeln
- Linsen
- Kichererbsen
- Bohnen
- Brokkoli
- Spinat
- Grünkohl
- Avocado
- Blaubeeren
- Himbeeren
- Orangen
- Paprika
- Tomaten
- Mandeln
- Walnüsse
- Kürbiskerne
- Sonnenblumenkerne
- Chiasamen
- Leinsamen
- Olivenöl
- Rapsöl
- Leinöl
- Lachs
- Makrele
- Hering
- Thunfisch
- Naturjoghurt
- Kefir
- Sauerkraut
- Kimchi
- Grüner Tee
- Kräutertee (Kamille, Melisse, Lavendel)
- Zimt
- Kurkuma
- Ingwer
- Knoblauch
- Dunkle Schokolade (ab 80 % Kakao)

Kategorie	Empfehlung
Gemüse + Obst	Täglich bunt und abwechslungsreich, vor allem Beeren, Brokkoli, Spinat, Paprika
Gesunde Fette	Avocado, Nüsse, Olivenöl, Omega-3-Fettsäuren aus Lein- oder Fischöl, fetter Fisch, Fleisch aus tierfreundlicher Haltung und natürlicher Fütterung
Niedrigglykämische komplexe Kohlenhydrate	Vollkorngetreide, Hülsenfrüchte, Quinoa, Haferflocken
Eiweißquellen	Eier, Fisch, Hülsenfrüchte, Tofu, mageres Fleisch, Naturjoghurt
Magnesiumquellen	Mandeln, Kürbiskerne, Spinat, Vollkorn, dunkle Schokolade (> 80 % Kakao)
Vitamin-C-Reiches	Zitrusfrüchte, Paprika, Sanddorn, Hagebutte, Brokkoli
Zinkquellen	Haferflocken, Linsen, Rindfleisch, Kürbiskerne, Cashews
Getränke	1,5–2,5 Liter Wasser oder ungesüßter Kräutertee täglich, Koffein und Alkohol reduzieren

Beispieltage für verschiedene Zielgruppen

Wir haben Essenspläne für verschiedene Gruppen kreiert, da die Anforderungen jeweils anders sind. Berufstätige, Sportler, Schwangere oder Menschen mit dem Wunsch nach einer Gewichtsreduktion haben unterschiedliche Bedürfnisse im Hinblick auf Energie, Blutzucker-Stabilität, Regeneration und Mikronährstoffe.

Die folgenden Beispielpläne sind als Orientierung gedacht – nicht als starre Vorgaben. Sie sollen dir zeigen, wie ein typischer Tag aussehen kann, der den Cortisolspiegel stabil hält und den Körper dabei unterstützt, Stress besser zu regulieren.

Es handelt sich um Gerüste, die du nach Geschmack, Saison und individuellen Verträglichkeiten austauschen kannst. Kein Mensch isst jeden Tag gleich, und auch dein Alltag verändert sich. Mal gibt es mehr Termine, mal weniger Zeit zum Kochen, mal hast du mehr Bewegung, mal weniger. Genau das spiegelt sich auch im Cortisol wider: Es passt sich flexibel an. Deine Ernährung sollte das ebenfalls tun.

Wichtig ist: Sieh diese Pläne als Inspiration. Du kannst Lebensmittel austauschen, Gerichte abwandeln oder Mahlzeiten verschieben – solange die Grundidee erhalten bleibt: ein stabiler Blutzuckerverlauf, ausreichend Eiweiß und gesunde Fette, viele Mikronährstoffe und Ballaststoffe. Auf diese Weise bleibt Cortisol im Gleichgewicht und du fühlst dich den ganzen Tag über satt, konzentriert und ausgeglichen.

Wenn du unter Vorerkrankungen leidest – unter anderem Diabetes, Bluthochdruck, Herz-Kreislauf-Probleme oder Lebensmittelunverträglichkeiten –, solltest du solche Pläne unbedingt mit deinem Arzt oder einer Ernährungsfachkraft absprechen.

Auch in besonderen Lebenssituationen, etwa in der Schwangerschaft oder Stillzeit, ist es sinnvoll, die Ernährung ärztlich begleiten zu lassen. Denn so wichtig die Eigenverantwortung ist: Eine medizinische Absicherung sorgt dafür, dass dein individueller Bedarf berücksichtigt wird.

Beispieltag: Berufstätige

Dieser Plan ist darauf ausgerichtet, dir im Büroalltag stabile Energie zu geben, Leistungstiefs zu vermeiden und Heißhungerattacken abzufangen.

- 08:00 Uhr – Frühstück: Haferflocken mit Hafermilch, 1 EL Leinsamen, Heidelbeeren, Walnüsse, Zimt
- 11:00 Uhr – Snack: Naturjoghurt (oder pflanzlich) mit 1 TL Honig, 1 Kiwi
- 13:00 Uhr – Mittagessen: Vollkornreis, Ofengemüse (Zucchini, Paprika, Brokkoli) und Hähnchen oder Tofu
- 16:00 Uhr – Snack: 1 Banane, 10 Mandeln, 1 Tasse grüner Tee
- 18:30 Uhr – Abendessen: Linsensuppe mit Karotten und Sellerie, 1 Scheibe Roggenbrot mit Hummus
- 20:00 Uhr – optional (leicht): Kamillentee oder Goldene Milch (mit Kurkuma, Pflanzenmilch)

Hinweis: Ärztliche Abklärung bei Vorerkrankungen erforderlich.

Ergänzung:

- Hafer und Leinsamen stabilisieren den Blutzucker und liefern lang anhaltende Energie.
- Das Mittagessen kombiniert komplexe Kohlenhydrate, Protein und Gemüse – ideal für gleichmäßige Sättigung.
- L-Theanin im grünen Tee unterstützt eine ruhige Wachheit am Nachmittag.
- Ein leichtes, eiweißbetontes Abendessen fördert den Schlaf.

Beispieltag: Sportler

Hier liegt der Fokus auf Regeneration und optimaler Versorgung mit Eiweiß und Mikronährstoffen, damit Trainingseffekte greifen und Cortisolspitzen nicht ausufern.

- 07:30 Uhr – Frühstück (vor dem Training): Porridge (Haferflocken) mit Banane, Mandelmus, Chiasamen
- 09:30 Uhr – Post-Workout-Meal: Proteinshake mit Beeren, 1 Scheibe Vollkornbrot mit Ei
- 12:30 Uhr – Mittagessen: Süßkartoffeln, Wildlachs oder Tempeh, Brokkoli, Avocado
- 15:30 Uhr – Snack: Handvoll Nüsse, Apfel, Matcha-Latte
- 18:30 Uhr – Abendessen: Quinoa-Gemüsepfanne mit Kichererbsen und Tahini-Dressing
- 21:00 Uhr – Regenerationsbooster: Naturjoghurt mit etwas Honig, Zimt und Sonnenblumenkernen

Hinweis: Ärztliche Abklärung bei Vorerkrankungen erforderlich.

Ergänzung:

- Protein, über den Tag verteilt, unterstützt Regeneration und Muskelaufbau.
- Viel Wasser und Elektrolyte gleichen Verluste durch Training aus.
- Magnesium und leichtes Dehnen am Abend fördern guten Schlaf.

Beispieltag: Gewichtsreduktion

Dieser Plan unterstützt dich dabei, Gewicht zu verlieren, ohne in Stress oder Unterversorgung zu geraten – mit viel Sättigung und stabilen Blutzuckerwerten.

- 08:00 Uhr – Frühstück: 2 Eier mit Spinat und Champignons, 1 Scheibe Vollkornbrot
- 11:00 Uhr – Snack (klein): kleine Handvoll Walnüsse oder 1 gekochtes Ei
- 13:00 Uhr – Mittagessen: Gegrilltes Hähnchen oder Tempeh, Brokkoli, Salat mit Olivenöl und Quinoa
- 16:00 Uhr – Optionaler Snack: Paprikastreifen mit Hummus oder ½ Avocado
- 18:30 Uhr – Abendessen (leicht, proteinreich): Gemüsecurry mit Linsen, wenig brauner Reis
- Abends – Getränk zur Entspannung: Tee (z. B. Lavendel oder „Goldene Milch")

Hinweis: Ärztliche Abklärung bei Vorerkrankungen erforderlich.

Ergänzung:

- Die regelmäßige Aufnahme von Proteinquellen und Ballaststoffen sorgt für eine längere Sättigung.
- Stabile Blutzuckerwerte vermeiden Heißhunger und unnötige Cortisolspitzen.
- So gelingt Gewichtsreduktion, ohne den Körper in Stress oder Mangel zu bringen.

Beispieltag: Schwangere

Die Ernährung ist so zusammengestellt, dass Mutter und Kind optimal mit wichtigen Nährstoffen versorgt sind, während Cortisolspitzen sanft abgepuffert werden.

- 07:30 Uhr – Frühstück: Haferflocken mit Mandelmilch, Apfelstücken, Mandeln, etwas Honig
- 10:30 Uhr – Snack: Vollkornbrot mit Avocado und Tomaten, Kräutertee
- 13:00 Uhr – Mittagessen: Hirse oder Vollkornreis, Linsen, Rote Bete, Spinat, Feta
- 15:30 Uhr – Snack: Datteln, 1 Handvoll Kürbiskerne (Eisen!), Joghurt
- 18:30 Uhr – Abendessen: gedämpfter Fisch oder Ei, Ofengemüse mit Olivenöl, Kartoffeln
- 20:00 Uhr – Getränk zur Beruhigung: „Goldene Milch" (Pflanzenmilch, Kurkuma, Ingwer, Zimt)

Hinweis: Ärztliche Abklärung bei Vorerkrankungen erforderlich.

Ergänzung:

- In der Schwangerschaft auf Weichkäse aus Rohmilch und auf Rohfisch verzichten.
- Bei Fischsorten solche mit geringem Quecksilbergehalt bevorzugen.
- Eisenhaltige Lebensmittel (z. B. Kürbiskerne, Linsen) am besten mit Vitamin-C-Quellen kombinieren, um die Aufnahme zu verbessern.

Beispieltag: Kinder

Der Plan für Kinder achtet besonders auf Regelmäßigkeit, gute Schlaf- und Lernvoraussetzungen und eine bunte Auswahl an nährstoffreichen Lebensmitteln.

- 07:30 Uhr – Frühstück: Haferflocken mit Birne und zuckerfreier Mandelmilch, 1 Handvoll Beeren
- 10:00 – Snack: Apfelschnitze mit Mandeln
- 12:30 Uhr – Mittagessen: Vollkornnudeln mit Tomatensoße und Gemüse, dazu etwas Käse oder Fischstäbchen
- 15:30 Uhr – Snack: Naturjoghurt mit frischen Beeren
- 18:00 Uhr – Abendessen: Kartoffeln mit Gemüsepfanne und Ei
- Abends – Getränk: Wasser oder Kräutertee

Hinweis: Ärztliche Abklärung bei Vorerkrankungen erforderlich.

Ergänzung:

- Regelmäßige Mahlzeiten und kleine Snacks stabilisieren Energie und Stimmung.
- Ausreichend Wasser und ungesüßter Tee halten Körper und Kopf fit.
- Eiweiß aus Joghurt, Käse oder Ei stärkt Muskeln und Konzentration.
- Feste Essenszeiten geben Orientierung und schaffen die Ruhe, die Kinder für guten Schlaf brauchen.

Besondere Ernährungsformen

Nicht alle Menschen ernähren sich klassisch „vollwertig“ mit regelmäßigen Mahlzeiten, komplexen Kohlenhydraten und ausreichend Eiweiß. Viele wählen gezielt bestimmte Ernährungsformen – sei es Low Carb (kohlenhydratreduziert) zur Gewichtsreduktion oder Intervallfasten für Stoffwechselgesundheit und Leistungssteigerung. Diese Strategien können funktionieren, bergen aber auch Risiken für den Cortisolhaushalt.

Cortisol reagiert empfindlich auf Blutzuckerschwankungen und Energielücken. Deshalb entscheidet nicht nur die Art der Ernährung, sondern vor allem, wie sie umgesetzt wird. Die folgenden Abschnitte zeigen, wie Low Carb und Intervallfasten so gestaltet werden können, dass sie den Cortisolspiegel nicht destabilisieren, sondern im besten Fall sogar unterstützen.

Vegetarische und vegane Ernährung

Eine vegetarische oder vegane Ernährungsweise kann nicht nur viele gesundheitliche Vorteile haben, sondern auch den Cortisolspiegel positiv beeinflussen. Beide Formen sind reich an Gemüse, Obst, Hülsenfrüchten, Nüssen, Samen und Vollkornprodukten – und damit an Ballaststoffen, Vitaminen, Mineralstoffen und sekundären Pflanzenstoffen. Ballaststoffe stabilisieren den Blutzuckerspiegel und sorgen so dafür, dass Cortisol weniger stark gegenregulieren muss. Auch die Vielfalt an Antioxidantien, etwa aus Beeren, Paprika oder Brokkoli, wirkt entzündungshemmend und entlastet den Körper bei Stressreaktionen.

Für die Cortisolbalance entscheidend ist, dass diese pflanzenbetonte Ernährung jede Mahlzeit mit einer Eiweißquelle kombiniert – seien es Linsen, Kichererbsen, Tofu oder Tempeh, vegetarisch auch Eier oder Joghurt. Gesunde Fette aus Nüssen, Samen, Avocado oder Olivenöl liefern wichtige Bausteine für Nerven und Hormone. Wer sich vegan ernährt, sollte gezielt auf kritische

Nährstoffe wie Vitamin B12, Omega-3-Fettsäuren (EPA/DHA, zum Beispiel aus Algenöl) sowie Eisen und Zink achten. Eisen lässt sich pflanzlich gut mit Vitamin-C-reichen Lebensmitteln kombinieren, damit es der Körper besser aufnehmen kann.

Kurz gesagt: Eine abwechslungsreiche vegetarische oder vegane Ernährung kann Cortisol stabilisieren – wenn Eiweiß, Fette und kritische Mikronährstoffe bewusst eingeplant werden.

Sicherheitshinweis: Bei rein veganer Ernährung Vitamin B12 immer supplementieren und Eisen- und Zinkwerte immer wieder ärztlich prüfen lassen.

Low Carb (kohlenhydratarme Ernährung)

Low Carb ist für viele eine hilfreiche Ernährungsform – etwa bei Insulinresistenz, Diabetes oder für die Gewichtsregulation. Der Verzicht auf große Mengen schnell wirksamer Kohlenhydrate sorgt für eine stabilere Blutzuckerkurve. Das bedeutet weniger Insulinspitzen – und damit auch weniger Cortisol, das immer dann eingreifen muss, wenn der Blutzucker schwankt.

Cortisolbalancierend wird Low Carb aber nur, wenn es cortisolbewusst durchgeführt wird. Wichtig sind regelmäßige Mahlzeiten, die jeweils Protein und gesunde Fette enthalten. Typische Eiweißquellen sind Eier, Fisch, Fleisch, Tofu oder Hülsenfrüchte in Maßen. Gesunde Fette stammen aus Avocado, Nüssen, Olivenöl oder fettem Fisch. Besonders empfehlenswert ist es, den Teller zur Hälfte mit Gemüse zu füllen, ein Viertel mit Protein und ein Viertel mit Fettquellen. So bleiben Energie und Blutzucker stabil, ohne dass Cortisol gegensteuern muss.

Wer jedoch zu wenig oder selten isst, riskiert dagegen Heißhunger, Schlafprobleme oder Erschöpfung – Zeichen für erhöhte Cortisolwerte. Frauen reagieren oft sensibler; eine cortisolbewusste Low-Carb-Ernährung ist daher besonders wichtig.

Sicherheitshinweis: Bei Diabetes oder chronischen Erkrankungen sollte die Ernährungsumstellung immer ärztlich abgestimmt werden.

Intervallfasten

Intervallfasten, meist in der Form 16:8 oder 14:10, ist eine beliebte Methode zur Gewichtsregulation und Stoffwechseloptimierung. Richtig umgesetzt, kann sie auch cortisolbalancierend wirken, weil sie klare Strukturen vorgibt, die Blutzuckerkurve stabilisiert und die Insulinsensitivität verbessert.

Das gelingt jedoch nur, wenn das Fastenfenster nicht zu lang gewählt wird. Für die meisten Menschen sind 14 bis 16 Stunden optimal. Zu langes oder zu häufiges Fasten kann Cortisol dagegen erhöhen, weil der Körper über Gluconeogenese Energie bereitstellen muss. Ebenso wichtig ist, intensives Training nicht komplett nüchtern durchzuführen, sondern lieber auf den späteren Tag oder in die Essensphase zu legen. Während der Essensphase sollten Mahlzeiten ausreichend Eiweiß, gesunde Fette und viele Nährstoffe enthalten. Nach dem Training ist eine Portion Protein, etwa in Form von Shakes, Fisch oder Eiern, besonders wichtig. In der Fastenphase helfen Wasser, Kräutertees und leichte Elektrolyte, das Cortisol im Gleichgewicht zu halten. Adaptogene wie Ashwagandha oder Rhodiola können ebenfalls unterstützend wirken.

Frauen reagieren auf Intervallfasten oft sensibler: Für sie sind kürzere Fastenfenster von 12 bis 14 Stunden meist besser geeignet. Treten Schlafstörungen, Kältegefühle oder Erschöpfung auf, sollte das Fasten sofort angepasst werden.

Sicherheitshinweis: Intervallfasten ist nicht geeignet bei Schwangerschaft, Essstörungen und starkem Untergewicht. Bei Diabetes sollte es nur unter ärztlicher Kontrolle oder genauer Blutzuckerüberwachung erfolgen.

Nahrungsergänzungsmittel und Adaptogene

Nahrungsergänzungsmittel sind konzentrierte Nährstoffe wie Vitamine, Mineralstoffe, Pflanzenextrakte oder auch Aminosäuren, die meist in Form von Tabletten, Kapseln, Pulvern oder Flüssigkeiten eingenommen werden. Ihr Ziel ist, gezielt Nährstofflücken zu schließen oder bestimmte Körperfunktionen zu unterstützen. Lange Zeit waren sie allerdings umstritten – und sind es teils bis heute. Besonders in der Vergangenheit gab es viele Bedenken hinsichtlich ihrer Notwendigkeit, Sicherheit und Wirksamkeit.

Ein wesentlicher Kritikpunkt war, dass Nahrungsergänzungsmittel früher kaum reguliert waren. Hersteller konnten häufig mit Gesundheitsversprechen werben, ohne diese wissenschaftlich belegen zu müssen. Zudem waren viele Studien entweder schlecht gemacht oder von wirtschaftlichen Interessen beeinflusst. Auch das Risiko der Überdosierung war – und ist – nicht zu unterschätzen: Einige Vitamine wie A, D oder E können bei übermäßigem Konsum schädlich wirken. Kritiker betonen außerdem, dass Nahrungsergänzungsmittel eine ausgewogene Ernährung nicht ersetzen können und teilweise sogar dazu führen, dass sich Menschen in falscher Sicherheit wiegen, anstatt ihre Ernährung grundsätzlich zu verbessern.

In den letzten Jahren hat sich jedoch einiges verändert. Die wissenschaftliche Datenlage zu vielen Wirkstoffen ist deutlich besser geworden. Für bestimmte Präparate – etwa Vitamin D, Omega-3-Fettsäuren und Magnesium – liegt heute eine solide Forschungslage vor, die den gezielten Einsatz stützt. Auch das Bewusstsein für mögliche Nährstoffmängel hat sich verändert: Durch moderne Lebensstile mit viel Stress, unregelmäßiger Ernährung, Medikamenteneinnahme oder bestimmten Ernährungsformen (unter anderem vegan) treten Mängel häufiger auf, als früher angenommen. Gleichzeitig wurden die

Qualitätsstandards und gesetzlichen Vorgaben für Nahrungsergänzungsmittel in der EU verschärft, was die Transparenz und Sicherheit verbessert hat.

Sinnvoll sind Nahrungsergänzungsmittel dann, wenn ein tatsächlicher Mangel besteht oder eine bestimmte Lebenssituation dies nahelegt. Klassische Beispiele sind Vitamin B12 bei veganer Ernährung, Folsäure und Jod in der Schwangerschaft oder Vitamin D im Winter oder bei älteren Menschen mit geringer Sonnenlichtexposition. Auch bei chronischen Erkrankungen oder nach Operationen, bei denen die Nährstoffaufnahme im Darm beeinträchtigt ist, können sie medizinisch notwendig sein. In solchen Fällen sind sie nicht nur sinnvoll, sondern oft unverzichtbar.

Gleichzeitig gibt es aber auch zahlreiche Situationen, in denen Nahrungsergänzungsmittel überflüssig oder sogar problematisch sein können – etwa wenn ohne ärztliche Begleitung hohe Dosen eingenommen werden oder wenn vermeintlich „natürliche" Produkte Wechselwirkungen mit Medikamenten auslösen. Vor allem im Bereich der sogenannten „Wohlfühlpräparate" – etwa Produkte mit Detox-, Anti-Aging- oder Fatburner-Versprechen – ist weiterhin Vorsicht geboten. Hier steht oft Marketing vor Wissenschaft.

Zusammenfassend kann gesagt werden: Nahrungsergänzungsmittel können eine sinnvolle Ergänzung sein, aber sie sind kein Ersatz für eine gesunde und abwechslungsreiche Ernährung. Wer sie gezielt einsetzt – idealerweise nach Rücksprache mit einem Arzt, einer Ärztin oder durch Blutanalysen abgesichert –, kann davon profitieren. Entscheidend ist, sich gut zu informieren, qualitativ hochwertige Produkte zu wählen und nicht blind pauschalen Heilsversprechen zu vertrauen.

Stoffe, die nachweislich den Cortisolspiegel regulieren können

In den letzten Jahren hat sich die Forschung zunehmend mit der Frage beschäftigt, wie bestimmte Nahrungsergänzungsmittel, zu denen auch die sogenannten adaptogenen Pflanzenstoffe (bei der Stressanpassung unterstützende Pflanzenstoffe) gehören, helfen können, den Cortisolspiegel auf gesunde Weise zu regulieren. Besonders im Zusammenhang mit chronischem Stress, Erschöpfung oder auch Burn-out gibt es mittlerweile einige gut untersuchte Substanzen, deren Wirkung durch klinische Studien gestützt wird. Die Evidenz ist jedoch dennoch begrenzt und ihr Einsatz sollte mit einem Therapeuten besprochen werden.

Ein ausgezeichnet belegtes Beispiel ist Ashwagandha (Withania somnifera), ein sogenanntes Adaptogen aus der ayurvedischen Medizin. Adaptogene helfen dem Körper, sich an Stress anzupassen und übermäßige Stressreaktionen zu dämpfen. In mehreren hochwertigen Studien – darunter eine randomisierte, placebokontrollierte Doppelblindstudie – konnte gezeigt werden, dass Ashwagandha in Dosierungen von etwa 600 mg täglich den Cortisolspiegel signifikant senken kann, teils um bis zu 30 Prozent. Die Teilnehmer berichteten parallel über eine spürbare Reduktion von Stresssymptomen. Diese Ergebnisse deuten darauf hin, dass Ashwagandha eine sehr wirksame natürliche Option zur Cortisolregulation darstellt.

Ein weiteres Adaptogen mit ähnlicher Wirkung ist Rhodiola rosea (Rosenwurz). Es wird vor allem bei stressbedingter Erschöpfung und Konzentrationsschwäche eingesetzt. Studien belegen, dass Rhodiola helfen kann, die Cortisolantwort auf akuten Stress zu modulieren. Besonders bei mentaler Überlastung, Leistungsdruck oder Burn-out-Zuständen zeigte sich eine Normalisierung der Stresshormonreaktion. Dabei scheint Rhodiola nicht zu sedieren, sondern geistige Wachheit und Belastbarkeit zu fördern – eine wertvolle Eigenschaft im Alltag vieler Berufstätiger. Auch Omega-3-Fettsäuren, insbesondere EPA und DHA, zeigen eine günstige Wirkung auf die sogenannte HPA-Achse (Hypothalamus-Hypophysen-Nebennierenrinden-Achse), die für die Stressreaktion des Körpers verantwortlich ist. In einer klinischen Studie mit jungen Erwachsenen konnte durch eine mehrwöchige Supplementierung mit Omega-3-Fettsäuren sowohl der Cortisolspiegel als auch die Konzentration entzündungsfördernder Botenstoffe unter Stress signifikant reduziert werden. Damit eignen sich Omega-3-Fettsäuren nicht nur zur Herz-Kreislauf-Prävention, sondern auch als nervenstärkender Bestandteil einer antientzündlichen, stressregulierenden Ernährung.

Einen weiteren wichtigen Baustein stellt Magnesium dar. Der Mineralstoff ist essenziell für die Funktion der Nebennieren und wirkt hemmend auf die Ausschüttung von Stresshormonen. Magnesium ist in der Bevölkerung häufig unterversorgt, besonders bei hohem Stresslevel, sportlicher Belastung oder hohem Kaffeekonsum. Studien zeigen, dass die gezielte Zufuhr von Magnesium – insbesondere in Kombination mit Vitamin B6 – dazu beitragen kann, die Cortisolproduktion zu normalisieren und die vegetative Stressantwort zu mildern.

Auch Phosphatidylserin, eine fettlösliche Substanz, die in hohen Konzentrationen im Gehirn vorkommt, wurde hinsichtlich ihrer Wirkung auf Cortisol untersucht. Besonders im sportwissenschaftlichen Kontext konnte belegt werden, dass Phosphatidylserin die Cortisolspiegel nach intensiver körperlicher Belastung dämpft. Diese Wirkung kann sowohl für Sportler als auch für chronisch gestresste Menschen interessant sein, da eine übermäßige körperliche oder mentale Belastung die Cortisolproduktion gleichermaßen antreiben kann.

Einen eher beruhigenden Effekt hat L-Theanin, eine natürliche Aminosäure aus grünem Tee. Sie wirkt entspannend, ohne müde zu machen, und beeinflusst dabei messbar die Cortisolreaktion in Stresssituationen. In Experimenten, bei denen Teilnehmer zum Beispiel vor einer Prüfung oder einer Rede L-Theanin einnahmen, konnte eine deutlich abgeschwächte Cortisolausschüttung beobachtet werden. L-Theanin eignet sich somit besonders gut zur akuten Stressmilderung.

Auch Safran (Crocus sativus) rückt zunehmend in den Fokus der Forschung. Der Pflanzenextrakt wird vor allem für seine stimmungsaufhellende Wirkung geschätzt, wirkt aber auch indirekt auf die HPA-Achse und damit auf den Cortisolhaushalt. Studien zeigen, dass Safran die Stimmungslage verbessert und dabei auch eine moderate Senkung des Cortisolspiegels bewirken kann – besonders bei leichten bis mittelschweren depressiven Verstimmungen oder stressbedingter Niedergeschlagenheit.

Zusammenfassend lässt sich sagen, dass mehrere Nahrungsergänzungsmittel eine evidenzbasierte, natürliche Möglichkeit darstellen, die Cortisolregulation zu unterstützen. Besonders gut belegt sind dabei Ashwagandha, Rhodiola rosea, Omega-3-Fettsäuren, Magnesium, Phosphatidylserin, L-Theanin und Safran. Ihre Wirkung basiert meist auf der Beeinflussung der HPA-Achse, des zentralen Steuersystems der körpereigenen Stressantwort.

Wichtig ist jedoch, dass diese Mittel individuell angepasst eingesetzt werden sollten – abhängig von Lebensstil, Symptomen, körperlicher Belastung und gegebenenfalls auch aus zuvor ermittelten Blutwerten. So können die Erkenntnisse zu Cortisol-balancierenden Nahrungsergänzungsmitteln gezielt eingesetzt werden und ihr Wirkungspotenzial entfalten.

Welche Rolle diese Substanzen im Detail spielen, zeigen die folgenden Abschnitte.

Adaptogene (Pflanzenstoffe zur Stressregulation)

» **Ashwagandha (Withania somnifera)**

Wirkung: Ashwagandha reduziert nachweislich den Cortisolspiegel, besonders bei chronischem Stress.
Wirkmechanismus: Reguliert die Hypothalamus-Hypophysen-Nebennierenrinden-Achse (HPA-Achse), die für die Stressantwort zuständig ist.
Studien: In randomisierten Studien wurde eine Reduktion des Cortisols um bis zu 30 Prozent beobachtet.[15]

» **Rhodiola rosea**

Wirkung: Mildert körperliche und geistige Ermüdung, reduziert Cortisolausschüttung bei akutem Stress.
Wirkmechanismus: Beeinflusst Monoamin- und Opioidrezeptoren sowie die HPA-Achse.[16]

» **Heiliger Basilikum (Tulsi)**

Wirkung: Fördert Ruhe, reduziert Angst und senkt Stresshormone.
Wirkmechanismus: Das adaptogene Kraut hat Einfluss auf Cortisol und Adrenalin.

» **Panax Ginseng**

Wirkung: Stabilisiert den Cortisolspiegel unter Stress.
Wirkmechanismus: Modulation der HPA-Achse und der Neurotransmitterfunktion.

Vitamine und Mineralstoffe

» Vitamin C

Wirkung: Reduziert die Cortisolausschüttung bei physischen und psychischen Belastungen.

Wirkmechanismus: Antioxidative Wirkung; schützt die Nebennieren vor oxidativem Stress.

Studien: Hoch dosiertes Vitamin C (z. B. 1000–3000 mg/Tag) reduziert Cortisol bei Sportlern.

» Vitamin B5 (Pantothensäure)

Wirkung: Unterstützt die Nebennierenfunktion.

Wirkmechanismus: Beteiligung an der Synthese von Nebennierenhormonen, inklusive Cortisol.

» Vitamin B6, B9 (Folsäure) und B12

Wirkung: Unterstützen die Neurotransmitterproduktion (zum Beispiel Serotonin, Dopamin), was stressreduzierend wirkt.

Wirkmechanismus: Regulieren die Homocysteinwerte, die mit Stress korrelieren.

» Magnesium

Wirkung: Reduziert den Cortisolspiegel und fördert die Entspannung.

Wirkmechanismus: Antagonist von NMDA-Rezeptoren (N-Methyl-D-Aspartat); beruhigt das Nervensystem und die HPA-Achse.

Mangel: Häufig bei chronisch gestressten Personen – Supplementierung ist daher oft hilfreich.[17]

» **Zink**

Wirkung: Senkt das Cortisol und unterstützt das Immunsystem.
Wirkmechanismus: Hemmt die Cortisolproduktion über die Nebennierenrinde.

Aminosäuren und stoffwechselaktive Substanzen

» **Phosphatidylserin**

Wirkung: Reduziert Cortisolspitzen nach intensiver körperlicher Belastung.
Wirkmechanismus: Beeinflusst die HPA-Achse und wirkt auf neuronale Membranen stabilisierend.

» **L-Theanin** (aus grünem Tee)

Wirkung: Fördert Entspannung; reduziert Cortisolreaktionen.
Wirkmechanismus: Steigert die Bildung des beruhigenden Neurotransmitters GABA und erhöht die Alpha-Gehirnwellen – dadurch kommt der Geist zur Ruhe, ohne müde zu machen.

» **Glycin**

Wirkung: Verbessert die Schlafqualität und senkt die nächtliche Cortisolausschüttung.
Wirkmechanismus: Wirkt hemmend auf anregende (exzitatorische) Neurotransmitter und senkt die Körperkerntemperatur, was das Einschlafen erleichtert.

» **Taurin**

Wirkung: Unterstützt das Nervensystem, senkt Stressinduktion.
Wirkmechanismus: Modulation von GABA und Schutz vor Neuroinflammation.

Fette und Hormone

» **Omega-3-Fettsäuren (EPA/DHA)**
Wirkung: Reduzieren systemische Entzündung und chronischen Stress.
Wirkmechanismus: Hemmen die Freisetzung von Prostaglandinen und beeinflussen Cortisol-induzierende Zytokine.[18]

» **Melatonin**
Wirkung: Verbessert die Schlafqualität, senkt den Cortisolspiegel am Abend.
Wirkmechanismus: Reguliert den zirkadianen Rhythmus, der direkt mit Cortisol verbunden ist.

Probiotika (Darm-Hirn-Achse)

» **Lactobacillus helveticus** und **Bifidobacterium longum**
Wirkung: Reduktion von Cortisol bei Personen mit Stresssymptomen.
Wirkmechanismus: Verbesserung der Darm-Hirn-Kommunikation über das enterische Nervensystem und Immunmodulation.

Mitochondriale und antioxidative Helfer (Zellschutz und Energie)

Neben den klassischen Mikronährstoffen gibt es Substanzen, die tiefer ansetzen: Sie stärken die Mitochondrien – also die „Kraftwerke" der Zellen – und puffern oxidativen Stress ab. Damit verbessern sie die Energieversorgung und machen die Stressachse robuster. Einige davon begegnen dir später im praktischen Teil dieses Buches wieder, wenn wir konkrete Pläne vorstellen.

Coenzym Q10

Ein Schlüsselfaktor für die ATP-Bildung. Fehlt es, zeigen sich Müdigkeit und geringere Belastbarkeit.

- 100–200 mg morgens
- mehr Zellenergie, bessere Ausdauer

L-Carnitin

Transportiert Fettsäuren in die Mitochondrien. Unter Stress oder bei Training steigt der Bedarf.

- 1000–2000 mg morgens oder vor Belastung
- stabilisiert Muskeln, unterstützt Regeneration

Curcumin

Der Wirkstoff aus Kurkuma wirkt stark entzündungshemmend und antioxidativ, besonders mit Piperin.

- ca. 500 mg mittags
- reduziert stille Entzündungen, unterstützt Gelenke und Gehirn

Resveratrol

Aus Traubenschalen („French Paradox"), aktiviert zellschützende Enzyme.

- 100–200 mg morgens
- Zellschutz, Anti-Aging-Effekte

Astaxanthin

Ein rotes Carotinoid aus Algen, sehr starkes Antioxidans, schützt auch Haut und Augen.

- 4–8 mg täglich
- schützt vor oxidativem Stress, wirkt entzündungshemmend

Hinweis zur Anwendung dieser Mittel

- Die Wirksamkeit ist individuell verschieden.
- Kombinationen (wie etwa die gut belegte Evidenz zu Ashwagandha, Magnesium und Omega-3-Fettsäuren zeigt) sind oft effektiver, als nur ein Nährungsergänzungsmittel einzunehmen.
- Qualität und Dosierung der Produkte sind entscheidend.
- Eine Beratung durch einen Arzt oder Heilpraktiker ist bei Vorerkrankungen oder Medikamenteneinnahme besonders ratsam. Empfehlungen in diesem Buch können ärztlichen Rat niemals ersetzen.

Beispiel-Tagesplan zur Cortisolregulation durch Nahrungsergänzungsmittel

Morgens (nach dem Aufstehen)		
Supplement	**Dosierung**	**Wirkung**
Ashwagandha	300–600 mg	Senkt Cortisol, verbessert Stressresistenz
Vitamin C	1000 mg	Unterstützt Nebennieren, antioxidativer Schutz
Vitamin-B-Komplex (hochdosiert, aktivierte Formen)	1 Kapsel	B5, B6, B12 zur Neurotransmitter- und Hormonregulation
Magnesium (Citrat oder Bisglycinat)	100–200 mg	Nervensystemstabilisierung, wirkt entspannend
Omega-3-Fettsäuren (EPA/DHA, z. B. Fischöl)	1000–2000 mg	Entzündungshemmend, senkt chronischen Stress
Probiotikum (beispielsweise mit Lactobacillus helveticus und Bifidobacterium longum)	lt. Hersteller	Unterstützt Darm-Hirn-Achse, reduziert Cortisol

Mittags (nach dem Essen)		
Supplement	**Dosierung**	**Wirkung**
Rhodiola rosea (rosavine 3 % / salidroside 1 %)	200–400 mg	Energetisierend, Stressschutz, balanciert Cortisol
Zink	15–30 mg	Unterstützt Hormonbalance, Immunfunktion
L-Theanin (optional, bei hohem Stress)	100–200 mg	Beruhigend, ohne müde zu machen

Abends (30–60 Minuten vor dem Schlafengehen)		
Supplement	**Dosierung**	**Wirkung**
Magnesium (zusätzlich)	100–200 mg	Schlaffördernd, senkt Abendcortisol
Phosphatidylserin	300 mg	Senkt abendliche Cortisolspitzen, verbessert Schlaf
Glycin	3 g (Pulver oder Kapsel)	Fördert Tiefschlaf, senkt nächtliches Cortisol
Melatonin (optional, nur bei Einschlafproblemen)	0,5–1 mg	Reguliert Schlaf-Wach-Rhythmus

Hinweise zur Einnahmedauer und Kombinierbarkeit

- **Dauer:** mindestens 6–8 Wochen für spürbare Effekte.
- **Zyklisierung:** Adaptogene wie Ashwagandha können nach 3 Monaten für 2 Wochen pausiert werden.
- **Individuelle Reaktion beachten:** Bei empfindlichem Magen oder niedriger Toleranz mit halben Dosen beginnen.
- **Laborkontrolle empfohlen:** Freies Cortisol im Speichel (Tagesprofil) oder im Blut (Morgenwert) und ggf. DHEA (Steroidhormon, das, zusammen mit Cortisol gemessen, aufschlussreich ist).

Allgemeine Hinweise zu Nahrungsergänzungsmitteln

- Nahrungsergänzungsmittel sind eine Ergänzung, kein Ersatz für eine ausgewogene Ernährung.
- Spürbare Effekte zeigen sich meist erst nach 6–8 Wochen regelmäßiger Einnahme.
- Adaptogene wie Ashwagandha können nach 3 Monaten für 2 Wochen pausiert werden.
- Achte auf individuelle Reaktionen: Wenn dein Magen empfindlich ist, beginne mit halben Dosen und steigere langsam.
- Beobachte, wie sich dein Körper entwickelt: Wirkung und Verträglichkeit können unterschiedlich ausfallen.
- Eine Laborkontrolle (z. B. Vitamin D, Magnesium, Cortisolprofil) kann helfen, den Bedarf besser einzuschätzen.

Hinweise zu den Supplementplänen

- Die folgenden Pläne sind Beispiele, keine Pflichtlisten. Sie zeigen mögliche Kombinationen, die individuell angepasst werden können.
- Du musst nicht alles einnehmen, was in den Tabellen steht. Es geht darum, passende Bausteine für dich auszuwählen.
- Teste Schritt für Schritt: Beginne mit einzelnen Substanzen, probiere Kombinationen aus, beobachte deine Reaktion.
- Dein Lebensstil bleibt die Basis: Ernährung (proteinreich, wenig raffinierte Kohlenhydrate), ausreichend Schlaf, Tageslicht, Bewegung und Atemübungen sind die stärksten „Booster“ für eine gesunde Cortisolregulation.

Drei angepasste Supplement-Pläne zur Cortisolregulation

Da unterschiedliche Lebensumstände und Gewohnheiten den Bedarf des Körpers beeinflussen, sollten auch die Nahrungsergänzungspläne individuell angepasst werden. Die drei folgenden Pläne sind aufgeteilt in die Kategorien: für Sportler (Männer und Frauen), bei beruflichem Stress und/oder mentaler Belastung und bei dem Wunsch nach Gewichtsreduktion.

Warum Supplemente bei Cortisol eine Rolle spielen

Schlaf, Ernährung, Bewegung und Stressmanagement sind die tragenden Säulen für eine stabile Cortisolbalance. Dennoch gibt es Situationen, in denen der Körper mehr Unterstützung braucht. Hoher Verbrauch an Mikronährstoffen durch Dauerstress, häufige Infekte oder intensive Belastungen führt leicht zu Lücken. Genau hier können gezielte Nahrungsergänzungen ansetzen: Sie liefern Rohstoffe für die Nebennieren, dämpfen überaktive Stressreaktionen oder helfen, Cortisolspitzen schneller abzufangen.

Wichtig ist, dass Supplemente nicht als Ersatz gedacht sind, sondern als Ergänzung. Sie können das Fundament stärken, aber nicht die Basismaßnahmen ersetzen. Entscheidend ist auch, die Auswahl zum Alltag zu passen: Sportler brauchen andere Impulse als Menschen, die vor allem unter mentalem Stress leiden, und wieder andere, die Gewicht regulieren wollen.

Die folgenden Pläne zeigen deshalb typische Szenarien. Sie machen sichtbar, welche Substanzen in welcher Lebenslage besonders hilfreich sein können – immer als Baustein im Gesamtkonzept, nicht als Einzellösung.

1. Sportler – Fokus: Cortisolregulation und Regeneration

Ziel:

- Cortisolspitzen durch intensives Training abpuffern
- Regeneration verbessern
- Übertraining vorbeugen

Zeitpunkt	**Supplement**	**Dosierung**	**Wirkung**
Morgens	Ashwagandha (KSM-66)	300–600 mg	Senkt chronisches Cortisol, verbessert Stressresistenz
	Omega-3-Fettsäure (EPA/DHA)	2000 mg	Entzündungshemmend, schützt Muskeln/Nerven
	Magnesiumcitrat	200 mg	Nervensystem, Muskelrelax
	B-Komplex (hoch dosiert)	1 Kapsel	Unterstützung Stoffwechsel / HPA-Achse
Vor dem Training	Rhodiola rosea	200 mg	Adaptogen, reduziert Körperstress
	L-Theanin + Koffein (optional)	100 mg + 100 mg	Fokussierend und stressabpuffernd
Nach dem Training	Vitamin C	1000 mg	Antioxidativ, reduziert akutes Cortisol
	Phosphatidylserin	300 mg	Reduziert trainingsinduziertes Cortisol
Abends	Magnesiumbisglycinat	200 mg	Schlaffördernd, beruhigend
	Glycin	3 g	Muskelregeneration/Tiefschlaf
	Melatonin (optional)	0,5 mg	Guter Schlaf bei spätem Training

2. Beruflicher Stress / mentale Belastung

Ziel:

- Cortisol senken und Resilienz erhöhen
- Schlaf und Konzentration verbessern
- Erschöpfung/Burn-out vorbeugen

Zeitpunkt	Supplement	Dosierung	Wirkung
Morgens	Ashwagandha (Sensoril)	250–500 mg	Beruhigend, stimmungsstabilisierend
	B-Komplex + Vitamin C	1 Kapsel + 1000 mg	HPA-Achse und Nerven
	Omega-3-Fettsäure (EPA-betont)	1000–1500 mg	Stressreduktion, entzündungssenkend
	Adaptogen: Tulsi oder Ginseng	300 mg	Fokus- und Cortisolregulation
Mittags	L-Theanin	100–200 mg	Mental entspannend, angstlösend
	Zink + Magnesium	15–30 mg + 100 mg	Neurobalance, Hormonregulation
	Rhodiola (optional)	100 mg	Gegen Leistungstiefs
Abends	Phosphatidylserin	300 mg	Cortisolsenkung, besserer Schlaf
	Glycin	3 g	Einschlafhilfe, Anti-Stress-Mittel
	Melatonin (optional)	0,5 mg	Bei Einschlafproblemen

3. Gewicht reduzieren (vor allem Stress-/Cortisol-bedingt)

Ziel:

- Cortisolspitzen abmildern (vor allem bauchbetontes Fett)
- Stressessen und Schlafprobleme eindämmen
- Stoffwechsel sanft anregen

Zeitpunkt	Supplement	Dosierung	Wirkung
Morgens	Ashwagandha	500 mg	Reguliert Stresshormone, senkt Essattacken
	Grüner-Tee-Extrakt (mit L-Theanin)	250 mg	Thermogenese, Appetitzügelung, ruhige Energie
	B-Komplex + Chrom + Zink	Kombipräparat	Blutzuckerstabilisierung und Cortisolbalance
	Omega-3-Fettsäure	1500 mg	Unterstützt Fettstoffwechsel/Entzündungsreduktion
Mittags	Rhodiola	200 mg	Reduziert Stresshunger, stabilisiert Energie
	Magnesium	200–300 mg	Reguliert Insulin und Cortisol, fördert Ruhe
Nachmittags	Apfelessig-Kapseln oder Berberin	500–1000 mg	Blutzuckersenkend, metabolisch aktiv
Abends	Glycin + Melatonin (optional)	3 g + 0,5 mg	Verbessert Tiefschlaf und Hormonbalance
	Phosphatidylserin	200–300 mg	Senkt nächtliche Cortisolwerte, verhindert „Cortisolbauch“

Empfehlungen zur Anwendung

- **Dauer:** 6–12 Wochen – dann bewerten und ggf. zyklisch rotieren
- **Ernährung:** Proteinreich, wenig raffinierte Kohlenhydrate für stabilen Blutzucker
- **Lifestyle:** Schlaf, Tageslicht, Bewegung und Atemübungen sind die wichtigsten „Booster"
- **Laborkontrolle (optional):** Cortisol-Tagesprofil (Speichel), DHEA, Vitamin D, HbA1c

Alle Dosierungen gelten als Empfehlung und können angepasst werden.

Wichtiger Hinweis: Diese Beispielpläne sind kein Ersatz für eine ärztliche Diagnose. Besonders bei Nebennierenschwäche, Hashimoto oder anderen Autoimmunerkrankungen, psychischer Belastung/Burn-out, Medikamenteneinnahme (z. B. Antidepressiva, Cortison) ist eine Rücksprache mit dem Behandler erforderlich.

Diese Pläne veranschaulichen, wie unterschiedliche Herausforderungen im Alltag auch eine angepasste Supplementierung mit Nahrungsergänzungsmitteln erfordern. Nur in den seltensten Fällen gibt es eine Standarddosierung für alle Erwachsenen. Mit dem Wissen aus diesem Buch ist es möglich, ein Stück weit persönliche Expertise auf diesem Terrain zu gewinnen und die eigene Ernährung, das Maß an Bewegung, den Umfang an benötigter Ausgleichsentspannung und Supplementierung dem individuellen Bedarf anzupassen.

Und wie geht's weiter?

Wir haben uns in diesem Buch den Cortisol-Code bereits ein gutes Stück erarbeitet. Zuletzt ging es um das Thema Ernährung – und wie sie den Cortisolspiegel stabilisieren kann. Nun folgt das nächste Element: die Bewegung.

Beides zusammen bildet schon ein wichtiges Fundament. Doch Ernährung und Bewegung sind nur zwei Teile eines größeren Ganzen. Der Cortisol-Code ist wie ein Puzzle:

Schritt für Schritt fügen wir weitere Teile hinzu. Mit der Entspannung und dem Lebensstil kommen bald die nächsten Teile dazu – und am Ende ergibt sich daraus ein vollständiges Bild, das zeigt, wie Cortisol in Balance gebracht und in einer gesunden Ausschüttungskurve erhalten werden kann.

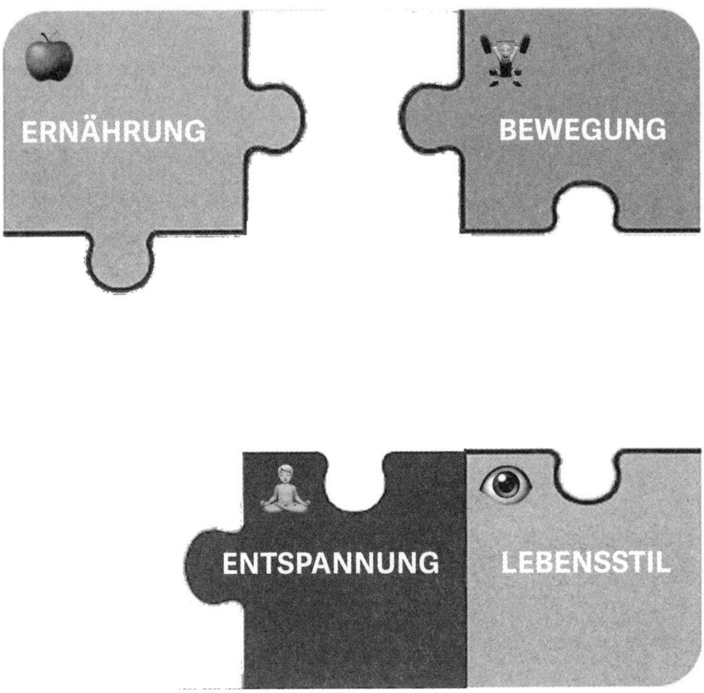

9 Bewegung und Sport

Sport hat viele positive Wirkungen auf den Cortisolspiegel. Üblicherweise steigt der Cortisolspiegel kurzfristig beim Training an, was ja, wie bereits festgestellt, per se nichts Negatives sein muss. Ob sich Sport positiv oder negativ auf den Cortisolspiegel jedes Einzelnen auswirkt, hängt mit der langfristigen Anpassung des Körpers zusammen.

Warum Sport und Cortisol so eng zusammenhängen

Langfristig positive Wirkungen von Sport auf den Cortisolspiegel:

1. **Bessere Cortisolregulation (Adaptation der HPA-Achse)** ▸ Regelmäßiger Sport verbessert die Funktion der Hypothalamus-Hypophysen-Nebennierenrinden-Achse (HPA-Achse), sodass der Körper besser auf Stress reagiert und schneller wieder in den Normalzustand zurückkehrt.

HPA-Achse

Die HPA-Achse (Hypothalamus-Hypophyse-Nebennierenrinden-Achse) steuert die Cortisolantwort. Belastung ▸ Signal vom Hypothalamus zur Hypophyse ▸ Botenstoffe an die Nebennieren ▸ Cortisol wird ausgeschüttet. Gesund ist: schnell aktivieren, zuverlässig herunterregulieren.

2. **Senkung des chronisch erhöhten Cortisolspiegels** ▸ Bei Menschen mit dauerhaft hohem Cortisol (wie etwa durch chronischen Stress) kann regelmäßiger moderater Ausdauersport helfen, den Cortisolspiegel langfristig zu senken.

3. **Förderung eines gesunden Tagesrhythmus (zirkadianer Rhythmus)** ▸ Sport – besonders am Morgen oder frühen Abend – stabilisiert den natürlichen Cortisol-Tagesverlauf: morgens hoch, abends niedrig.[19]

4. **Stressabbau durch Endorphinfreisetzung** ▸ Bewegung (besonders Ausdauertraining) stimuliert die Ausschüttung von Endorphinen, Dopamin und Serotonin – diese senken subjektiv das Stressempfinden und verringern indirekt die Cortisolausschüttung.

5. **Besserer Schlaf durch reduzierte Abend-Cortisolwerte** ▸ Regelmäßiger Sport (nicht zu spät am Abend!) führt oft zu besserem Schlaf, da die Cortisolwerte am Abend sinken.

Trainingsform	**Kurzfristige Wirkung**	**Langfristige Wirkung**
Leichtes Ausdauertraining (z. B. Walking, lockeres Joggen)	Minimaler Cortisolanstieg	Cortisolregulierend, stresssenkend
Krafttraining (moderat)	Mäßiger Cortisolanstieg	Stressresilienz, Hormonbalance
Hochintensives Intervalltraining (HIIT)	Starker Anstieg	Effektiver Fettverbrenner bei richtiger Durchführung. Kann bei zu häufiger Durchführung Cortisol chronisch erhöhen, Ruhephasen beachten!

Sport ist eine der wirksamsten natürlichen Methoden, um den Cortisolspiegel zu regulieren. Wichtig sind dabei Regelmäßigkeit, Ausgewogenheit und ausreichende Regeneration.

Insbesondere moderates Ausdauertraining und Krafttraining in Maßen sind ideal, um langfristig eine gesunde Cortisolbalance zu fördern (mehr dazu auf Seite 154, Trainingspläne). Dies sollte man im Hinterkopf haben, wenn man von ungesund erhöhten Cortisolwerten im Kontext von Sport hört oder liest.

Wichtig zu wissen

- Intensives Training erhöht Cortisol kurzfristig ▸ Das ist normal und wichtig für den Trainingseffekt (um etwa Energie freizusetzen und Entzündungsreaktionen zu regulieren).
- Aber: Zu häufiges oder zu intensives Training („Übertraining", ohne Regeneration) kann chronisch erhöhte Cortisolspiegel fördern

Das könntest du sein

Anna, 42, sitzt den ganzen Tag am Schreibtisch, kommt abends kaum runter und schläft schlecht. Ihr Arzt rät ihr, mehr Bewegung in den Alltag zu bringen. Zuerst zweifelt sie: „Ich bin doch schon erschöpft – wie soll ich Sport schaffen?" Sie beginnt mit kurzen Spaziergängen nach der Arbeit, später kommt Yoga dazu. Nach drei Wochen bemerkt sie: Sie schläft schneller ein, wacht erholter auf, ihre Nervosität sinkt. Ihr Cortisolprofil zeigt nun wieder den typischen Abendabfall.

Sportarten für die Cortisolbalance

1. **Yoga (besonders Hatha, Yin, Restorative)**

- Senkt den Cortisolspiegel messbar nach der Einheit.
- Fördert die parasympathische Aktivität (Entspannungsmodus).
- Ideal bei chronischem Stress, Schlafproblemen oder innerer Unruhe.

2. **Spazierengehen / Nordic Walking**

- Geringe körperliche Belastung, aber gute Auswirkung auf den Hormonhaushalt.
- Besonders effektiv in der Natur (Waldspaziergänge sind Cortisolsenker).
- Perfekt bei Erschöpfung oder Stresssymptomen.

3. Moderates Joggen (30–45 Minuten, 60–70 % der maximalen Herzfrequenz)

- Fördert die Ausschüttung von Endorphinen.
- Reguliert langfristig den zirkadianen Cortisolrhythmus.
- Am besten morgens oder nachmittags (nicht spätabends).

4. Radfahren (locker bis moderat)

- Gute Kombination aus Ausdauer, Bewegung und Rhythmus.
- Besonders wirksam für Stressabbau im Alltag.

5. Krafttraining (moderat, nicht bis ans Limit)

- Kurze, strukturierte Einheiten (z. B. 45 Minuten, 6–10 Übungen).
- Stärkt die körperliche und mentale Resilienz.
- Wichtig: Pausen einhalten, nicht übertrainieren!

6. Tai Chi oder Qigong

- Kombination aus sanfter Bewegung, Atmung und Achtsamkeit.
- Klinisch belegte Wirkung auf Cortisolreduktion und Stressregulation.
- Besonders hilfreich bei Burn-out-Tendenzen.

7. Schwimmen (ruhiges Tempo)

- Gleichmäßige Bewegungen und Atmung; aktiviert den Parasympathikus.
- Gute Gelenkschonung bei gleichzeitigem Muskelreiz.

Dosierung und Rhythmus

- Häufigkeit: 3–5 Mal pro Woche sind ideal
- Intensität: leicht bis moderat (kein Dauer-HIIT)
- Dauer pro Einheit: 30–60 Minuten
- Wichtig: Regenerationstage einplanen

Vorsicht bei:

- Täglichem HIIT oder Marathontraining ohne Regeneration. Diese hochintensiven Sportarten bedürfen einer genauen Kenntnis des eigenen Körpers, um rechtzeitig und ausreichend Regeneration einzuplanen. ▶ So effektiv sie auch sind, sie können bei falscher Ausführung zu chronisch erhöhtem Cortisol führen.
- Training spätabends ▶ kann den Schlaf stören und das Abendcortisol anheben.
- Sport mit starkem Wettkampfcharakter ▶ kann zusätzlichen Stress erzeugen, je nach Persönlichkeit.

Für einen stabilen und gesunden Cortisolspiegel sind Ausdauersportarten mit moderater Intensität, Achtsamkeitsbewegungen (wie Yoga oder Tai Chi) und nicht exzessives Krafttraining optimal. Die besten Wirkungen entstehen durch Regelmäßigkeit, Abwechslung und Erholung.

Diese Übersicht zeigt: Es gibt nicht „die eine" richtige Sportart für Cortisol. Entscheidend ist, dass Bewegung zum Alltag, zur Persönlichkeit und zu den individuellen Bedürfnissen passt. Wer Freude empfindet, macht regelmäßig weiter – und genau diese Regelmäßigkeit ist der Schlüssel.

Das könntest du sein

- Uwe, 60, wollte nach seiner Frühpensionierung fitter werden. Joggen klappte nicht – seine Knie machten sofort schlapp. Früher hätte er aufgegeben, diesmal suchte er Alternativen. Heute geht er dreimal pro Woche schwimmen und macht einmal mit seiner Frau Nordic Walking. Nach drei Monaten berichtet er: „Ich habe weniger Schmerzen, mehr Energie – und mein Hausarzt sagt, meine Blutwerte sehen so gut aus wie seit 15 Jahren nicht." Sein Cortisolrhythmus hat sich stabilisiert; besonders die Abendwerte sind gesunken.
- Oder Miriam, 29 – die Studentin war nach ihrem Burn-out skeptisch: Sport fühlte sich wie zusätzlicher Stress an. Ihr Therapeut schlug Qigong vor. Anfangs kam sie sich komisch vor, langsam durch den Park zu gehen und Atemübungen zu machen. Doch schon nach wenigen Wochen spürte sie, wie sie ruhiger wurde. Die Panikattacken ließen nach, sie schlief tiefer – und zum ersten Mal seit Monaten fühlte sie sich wieder belastbar.

Auswahl der passenden Sportart

⊠ Energie niedrig, Stress hoch?
▶ Yoga, Spaziergang, Qigong

⊠ Alltag sitzend, Kreislauf träge?
▶ Radfahren, lockeres Joggen

⊠ Muskelaufbau und Stoffwechsel ankurbeln?
▶ moderates Krafttraining

⊠ Soziale Motivation wichtig?
▶ Teamsport oder Walkinggruppe

Gesund trainieren

Wie kann man ungesunde Cortisolerhöhungen durch Sport vermeiden? Sport zählt zu den wirksamsten natürlichen Maßnahmen, um Stress zu regulieren und den Cortisolhaushalt positiv zu beeinflussen. Dennoch ist es wichtig zu verstehen, dass körperliche Aktivität – insbesondere intensives Training – zunächst eine Stressreaktion im Körper auslöst. Dabei steigt der Cortisolspiegel kurzfristig an, was grundsätzlich eine normale und sogar nützliche Reaktion darstellt: Cortisol mobilisiert Energiereserven, erhöht die Aufmerksamkeit und unterstützt das Herz-Kreislauf-System. Problematisch wird es jedoch, wenn der Sport übermäßig, falsch getaktet oder ohne ausreichende Regeneration betrieben wird.

Risiken bei falscher Belastung

In solchen Fällen kann es zu einer chronischen Cortisolerhöhung kommen, die sich negativ auf die Gesundheit auswirkt – etwa in Form von Schlafstörungen, innerer Unruhe, Muskelabbau, Heißhungerattacken oder der vermehrten Einlagerung von Bauchfett. Um diesen Effekten vorzubeugen und Sport gezielt zur

Cortisolregulation einzusetzen, ist es wichtig, einige Trainingsprinzipien zu beachten.

Intensität und Dauer

Ein zentraler Aspekt ist die Dauer und Intensität der Trainingseinheiten. Studien zeigen, dass sehr intensive Belastungen, die länger als 60 bis 90 Minuten andauern, den Cortisolspiegel übermäßig stark erhöhen können. Angesichts dessen empfiehlt es sich, Trainingseinheiten – insbesondere, wenn sie kraft- oder intervallbasiert sind – auf 40 bis 60 Minuten zu begrenzen. Kürzere, dafür gezieltere Einheiten fördern die gewünschten Trainingseffekte, ohne den Körper in Dauerstress zu versetzen.

Den richtigen Trainingspuls finden

Die Belastung beim Training lässt sich gut über die Herzfrequenz steuern. Dafür gibt es eine einfache Faustformel:

- 220 minus Lebensalter = maximale Herzfrequenz (HFmax).
- Beispiel: Wer 40 Jahre alt ist, hat eine geschätzte HFmax von 180 Schlägen pro Minute.
- Für moderates Ausdauertraining sind 60–70 % dieser HFmax ideal.
- Im Beispiel entspricht das etwa 110–125 Schlägen pro Minute.

Einfache Orientierung bietet der sogenannte Talk-Test: Wer beim Training noch in ganzen Sätzen sprechen kann, bewegt sich in der Regel im moderaten Bereich.

Tageszeit

Auch der Zeitpunkt des Trainings spielt eine wesentliche Rolle. Da der Cortisolspiegel am Morgen physiologisch am höchsten ist, kann sehr intensives Training zu dieser Tageszeit – insbesondere nüchtern – die natürliche Cortisolausschüttung zusätzlich verstärken. Das bedeutet nicht, dass Sport am Morgen generell vermieden werden sollte. Leichte Aktivitäten wie Dehnen, Yoga, Spazierengehen oder moderates Cardio wirken morgens sehr wohltuend und stressregulierend. Wer allerdings gleich nach dem Aufstehen ein hartes HIIT (hochintensives Intervalltraining) oder ein schweres Krafttraining absolviert, kann den ohnehin hohen Cortisolpeak zusätzlich in die Höhe treiben – das ist für viele eher kontraproduktiv.

HIIT (High Intensity Interval Training) ist eine sehr fordernde Form des Trainings, bei der sich kurze, hochintensive Belastungen mit kurzen Erholungsphasen abwechseln. Sie gilt als sehr effektiv für Fettverbrennung und Ausdauer, hebt den Cortisolspiegel aber stark an. Am Nachmittag und frühen Abend sinkt Cortisol natürlicherweise ab. Diese Tageszeit eignet sich besonders für intensivere Einheiten wie Krafttraining oder HIIT, weil sie nicht mehr auf einen ohnehin hohen Cortisolspiegel trifft. Wichtig ist nur, nicht zu spät zu trainieren: Wer abends um 21 Uhr noch ein extremes Workout macht, riskiert Schlafprobleme, weil Cortisol dann wieder steigt und Melatonin blockiert wird.

Regeneration

Ein weiterer oft unterschätzter Aspekt ist die Regeneration. Ohne ausreichende Erholungsphasen reagiert der Körper auf wiederholte Trainingsreize mit einer chronischen Aktivierung der Stressachse. Daher sollten pro Woche mindestens ein bis zwei vollständige Ruhetage eingeplant werden. Auch aktive Regeneration unterstützt die Cortisolregulation: lockere Spaziergänge, Mobilitätsübungen, leichtes Schwimmen oder ein Saunabesuch helfen dem Körper, in den Parasympathikus zu wechseln – den Zustand von Ruhe und Entspannung. Hier gilt, es kommt auf dein individuelles Trainingslevel an: Du bist sehr trainiert und fit? Dann kann auch eine halbe Stunde Rudern oder Crosstrainer aktive Regeneration sein.

Aktive Regeneration

- Spaziergänge in der Natur
- Mobility und Dehnen
- Sauna oder warmes Bad
- Atemübungen
- 1–2 volle Ruhetage pro Woche

Das könntest du sein

- Markus, 35, Manager, trainierte fast jeden Morgen nüchtern mit Crossfit. Anfangs war er euphorisch, doch bald plagten ihn Müdigkeit, Heißhunger und Schlafstörungen. Erst als er das Training auf den Nachmittag verlegte und Pausen einhielt, normalisierte sich sein Cortisolrhythmus – und er war wieder leistungsfähiger.
- Kerstin, 47, Mutter von drei Kindern, wollte nach der Arbeit joggen, um Stress abzubauen. Sie lief oft mehr als 90 Minuten – doch danach war sie erschöpft, schlief unruhig und hatte Heißhunger. Heute trainiert sie kürzer, aber regelmäßiger: 40 Minuten Joggen, zweimal pro Woche Yoga. Ergebnis: Sie fühlt sich ausgeglichener, schläft tiefer und hat keine nächtlichen Heißhungerattacken mehr.

Sport und Bewegung – ein fließender Übergang

Du hast keine Zeit für Training, kein Fitnessstudio in der Nähe oder schlicht keine Lust auf Sportprogramme? Macht nichts – auch Bewegung im Alltag kann Cortisol regulieren und Stress abbauen. Entscheidend ist nicht immer die Dauer, sondern die Regelmäßigkeit und dass du dich überhaupt bewegst.

Bewegung im Alltag – kleine Schritte, große Wirkung

- Treppen statt Aufzug: Schon ein paar Etagen bringen Puls und Kreislauf in Schwung und helfen, Cortisol schneller abzubauen.
- 10-Minuten-Regel: Auch kurze Bewegungseinheiten – Spazierengehen, Dehnen, Radeln – wirken, wenn sie regelmäßig stattfinden.
- Aktive Wege: Eine Bus- oder Bahnstation früher aussteigen, kurze Strecken zu Fuß oder mit dem Rad erledigen.
- Haus & Garten: Rasenmähen, Laubfegen, Wäsche tragen – unterschätzte Alltagsübungen mit Stressabbau-Effekt.
- Tanzen & Spielen: Musik an, bewegen, lachen – hebt Endorphine und senkt Cortisol.
- Bewegte Pausen: Nach 90 Minuten konzentrierter Arbeit 5 Minuten aufstehen, strecken, Treppen laufen oder frische Luft tanken.
- Mini-Workouts im Büro: 20 Kniebeugen, Schultern kreisen, tiefe Atemzüge – schon ein Mikro-Reset fürs Stresssystem.
- Achtsam gehen: Beim Spaziergang Handy wegstecken, Atem und Schritte bewusst wahrnehmen – Bewegung für Körper und Kopf.

- Regeneration einplanen: Kleine Dehnroutinen am Abend, warme Dusche oder Bad, magnesiumreiche Snacks (z. B. Nüsse, Spinat).

Bewegung ist nicht nur Training im klassischen Sinn. Auch kleine Einheiten im Alltag summieren sich – und sind oft wirksamer als seltene, extreme Sporteinheiten.

Folgen von zu viel Training

Wir haben auf den vorherigen Seiten bereits gesehen, dass Sport nicht automatisch gesund ist. Wird er zu häufig, zu intensiv oder ohne ausreichende Erholung betrieben, kippt der Nutzen. Cortisol bleibt dann dauerhaft hoch, und aus einer eigentlich schützenden Reaktion wird eine Gefahr für Gesundheit, Hormonhaushalt und Psyche.

RED-S – Relative Energiedefizienz im Sport

Ein zentrales Krankheitsbild in diesem Zusammenhang ist das sogenannte RED-S-Syndrom (Relative Energy Deficiency in Sport). Es entsteht, wenn Training und Energieverbrauch über längere Zeit höher sind als die zugeführte Energie durch Nahrung. Das Defizit zwingt den Körper, seine Reserven anzuzapfen. Cortisol steigt, um Energie bereitzustellen, indem Muskelprotein in Glucose umgewandelt wird.

Dauerhaft zu viel Training und ein chronisch erhöhter Cortisolspiegel wirken sich auf viele Systeme gleichzeitig aus. Muskeln bauen sich schlechter auf, Knochen werden schwächer, Infekte häufen sich. Auch Schlaf und Regeneration leiden, weil Cortisol abends nicht ausreichend abfällt. Statt fitter zu werden, entsteht das Gefühl permanenter Erschöpfung.

Typische Folgen von RED-S

Bereich	Mögliche Symptome
Zyklus/Hormone	Ausbleibende Menstruation, Libidomangel
Knochen	Osteopenie, Osteoporose, Stressfrakturen
Immunsystem	Häufige Infekte, langsame Wundheilung
Muskeln	Muskelschwäche, schlechte Trainingsanpassung
Psyche	Gereiztheit, Antriebslosigkeit, depressive Symptome

PCOS und hormonelle Disbalancen

Frauen sind besonders anfällig, da die Energieknappheit direkt die Hormonregulation betrifft. Zyklusunregelmäßigkeiten bis hin zum Ausbleiben der Periode sind typisch. Zudem können Symptome wie beim Polyzystischen Ovar-Syndrom (PCOS) auftreten. Dabei kommt es zu erhöhten Androgenspiegeln, unreifen Eizellen, Hautproblemen und Gewichtszunahme. Intensive Trainingsbelastung in Kombination mit zu wenig Energie kann diese Störungen verstärken oder sogar auslösen.

Psychische Folgen – wenn Sport zum Zwang wird

Besonders gravierend sind die psychischen Effekte. Viele Menschen erleben heute einen starken Leistungsdruck, auch im Freizeitbereich. Nicht nur im Beruf, auch beim Sport scheint oft zu gelten: „Nur wer alles gibt, ist gut genug." Dieser innere und äußere Druck kann dazu führen, dass Bewegung ihren positiven Charakter verliert und zur Belastung wird. Cortisol ist dabei nicht nur ein biochemisches Signal, sondern auch Ausdruck einer mentalen Überforderung.

Ständige Anspannung, Gereiztheit und Stimmungsschwankungen sind häufig die Folge. Manche geraten in depressive Episoden oder entwickeln das Gefühl, ohne exzessives Training wertlos zu sein. Das Selbstwertgefühl wird an sportliche Leistung geknüpft. Besonders Frauen spüren diesen Druck, weil sie gleichzeitig gesellschaftlichen Erwartungen an Figur und Fitness entsprechen sollen. Die Gefahr: Sport wird nicht mehr als Freude oder Ausgleich erlebt, sondern als Pflicht.

Ein Teufelskreis aus Cortisol und Anspruch

Übermäßiges Training verstärkt diesen Kreislauf. Cortisol blockiert Muskelaufbau, schwächt die Immunabwehr und stört die Hormonbalance. Der Körper sendet Warnsignale – Müdigkeit, Heißhunger, Schlafstörungen – die jedoch oft ignoriert werden. Statt Pausen einzulegen, steigern viele ihr Pensum weiter, aus Angst, nicht genug zu tun. Dadurch erhöht sich Cortisol noch mehr, die Symptome verschärfen sich, und Sport wird endgültig zum Stressfaktor.

Das richtige Maß schützt

Die gute Nachricht: Viele dieser Folgen sind umkehrbar. Wer ausreichend isst, Regeneration ernst nimmt und Training dosiert, entlastet die Stressachse und bringt Cortisol wieder in Balance. Sport bleibt so das, was er sein soll – eine Ressource für Gesundheit und Lebensqualität.

Fazit

Sport ist gesund – natürlich –, aber nur in der richtigen Dosis und im richtigen Kontext. Exzessives Training, falsches Timing, zu wenig Energie oder zusätzliche psychische Belastung können Cortisol dauerhaft erhöhen. Die Folgen sind gravierend – körperlich wie psychisch.

Die Lösung: ein durchdachter Trainingsplan, ausgewogene Ernährung, Regeneration und Stressmanagement. So lassen sich die positiven Effekte von Sport nutzen – ohne den Körper in Dauerstress zu bringen (siehe „Trainingspläne").

Das könntest du sein

- Sophia, 33, Juristin, arbeitete bis spät in die Nacht und ging danach noch zum Crossfit. Anfangs gab ihr das ein Gefühl von Stärke, doch bald fühlte sie sich leer, war ständig krank und schlief schlecht. Ihr Arzt diagnostizierte Übertraining. Mit weniger Intensität, festen Pausen und mehr Schlaf normalisierte sich ihr Cortisol – heute nutzt sie Sport wieder als Ressource statt als zusätzlichen Stress.
- Oder Jonas, 24, Triathlet, der für den Ironman trainieren wollte. Er reduzierte Kalorien, um Gewicht zu verlieren, und kombinierte das mit täglichem Intervalltraining. Nach einigen Monaten stellten sich Müdigkeit, Libidoverlust und eine Stressfraktur ein. Die Diagnose: RED-S. Erst als er mehr aß, Ruhetage einbaute und die Intensität dosierte, konnte er gesund weitermachen – heute trainiert er smarter statt härter.

Trainingspläne

Training wirkt sehr individuell auf den Cortisolspiegel. Manche Menschen brauchen vor allem Krafttraining, andere profitieren mehr von Ausdauer. Bei Frauen spielen zusätzlich die natürlichen Hormonschwankungen im Zyklus eine wichtige Rolle.

Deshalb findest du hier drei unterschiedliche Pläne, die jeweils einen eigenen Schwerpunkt setzen.

- Plan A richtet sich an alle, die Kraft und Muskulatur aufbauen oder erhalten möchten und dabei gleichzeitig Stressresistenz fördern wollen.
- Plan B ist für diejenigen gedacht, die ihr Herz-Kreislauf-System stärken und den Cortisolrhythmus stabilisieren möchten – mit Ausdauertraining als Schwerpunkt.
- Plan C berücksichtigt die hormonellen Veränderungen im weiblichen Zyklus und zeigt, wie Frauen ihr Training an die unterschiedlichen Phasen anpassen können.

Alle Pläne sind als Beispiele gedacht. Sie lassen sich kombinieren oder an persönliche Bedürfnisse anpassen.

Wichtig ist nicht, jedem Detail zu folgen, sondern die Grundidee zu verstehen: Regelmäßigkeit, Abwechslung und ausreichend Regeneration.

Plan A – Kraftfokus

Ziel: Muskelaufbau und Muskelerhalt, stabile Hormonbalance, mehr Stressresistenz.

Wochenstruktur (Beispiel)

Tag	Training	Dauer	Hinweise
Mo	Krafttraining Ganzkörper	60–75 Min.	Fokus: Grundübungen (z. B. Kniebeugen, Bankdrücken)
Di	Low-Impact-Cardio (Radfahren, Walking)	40–45 Min.	Puls < 70 % HFmax
Mi	Krafttraining Oberkörper + Mobility	60 Min.	Anschließend 15 Min. Beweglichkeit oder Yoga
Do	Pause oder aktive Erholung	–	Spazieren, dehnen, Sauna
Fr	Krafttraining Unterkörper	60–75 Min.	Intensität höher, längere Pausen
Sa	Intervalltraining oder Sportart (z. B. Tennis)	max. 45 Min.	Danach auslaufen, Puls senken
So	Ruhe oder leichte Aktivität	–	Spaziergang, Meditation, Yoga

Erklärungen:

- Trainingszeit ideal zwischen 8 und 17 Uhr. Abends nicht zu spät, da Cortisol sonst den Schlaf stört.
- Vor dem Training (60–90 Minuten): eine kleine Mahlzeit mit Kohlenhydraten und Eiweiß, etwa Haferflocken mit Joghurt.
- Direkt nach dem Training: Eiweiß + Kohlenhydrate, zum Beispiel ein Shake mit Banane.
- Viel trinken, um Cortisolspitzen durch Flüssigkeitsmangel zu vermeiden.
- Kein Training bei Infekt oder starker Erschöpfung.

Plan B – Ausdauerfokus

Ziel: Herz-Kreislauf-System stärken, Cortisolrhythmus stabilisieren, Fettstoffwechsel fördern.

Wochenstruktur (Beispiel)

Tag	Training	Dauer	Hinweise
Mo	Ausdauerlauf oder Radfahren	40–60 Min.	Puls bei 65–75 % HFmax
Di	Pause oder Spaziergang	–	Aktive Erholung
Mi	Intervalltraining	30–40 Min.	z. B. 6 × 2 Min. schnell, dazwischen 2 Min. locker
Do	Krafttraining Ganzkörper	30–40 Min.	Fokus Grundübungen
Fr	Langer Ausdauerlauf/Radfahren	60–75 Min.	Puls bei 65 % HFmax
Sa	Pause oder Mobility	–	Beweglichkeit, Faszienrolle
So	Spaziergang oder Schwimmen	40 Min.	Gleichmäßiger Rhythmus

Erklärungen:

- Ausdauertraining morgens oder mittags. Abends nur in moderater Intensität.
- Pulsbereiche beachten: moderat = 60–70 % HFmax, intensiv = 75–85 % HFmax.
- Ernährung: Bei langen Einheiten vorher Kohlenhydrate, danach Eiweiß + Kohlenhydrate.
- Ergänzend kurze Krafteinheiten, um Muskelabbau vorzubeugen.
- Auch hier gilt: Regeneration einplanen – mindestens zwei Tage pro Woche.

Plan C – zyklusorientiertes Training

Ziel: Das Training an die Hormonphasen des Zyklus anpassen, um Überlastung und Cortisolspitzen zu vermeiden.

Übersicht Zyklusphasen

Phase	Dauer	Hormonprofil	Empfehlung
Follikelphase	Tag 1–14	Östrogen steigt, Energie ↑	Intensives Training: Kraft, HIIT, Cardio
Ovulation	Tag 13–15	Höchste Energie	Vorsicht, Verletzungsgefahr! Gute Phase für Bestleistungen (PR = Personal Record)
Lutealphase	Tag 15–28	Progesteron ↑, Energie ↓	Moderate Intensität, längere Pausen
Menstruation	Tag 1–4	Hormone ↓, Energie variabel	Leichtes Training: Yoga, Spazieren, Mobilität

Wochenstruktur Follikelphase (Beispiel)

Tag	Training	Dauer	Hinweise
Mo	Kraft Oberkörper	60 Min.	Fokus auf Stärke
Di	Intervalltraining	30–40 Min.	HIIT möglich
Mi	Kraft Unterkörper	60 Min.	Technik und Spannung
Do	Pause oder Mobility	–	Yoga, Faszien
Fr	Ganzkörper-Workout	60 Min.	Maximale Intensität
Sa	Ausdauer (Radfahren/ Laufen)	40–60 Min.	Locker, als Ausgleich
So	Pause	–	Schlaf priorisieren, Stretching

Wochenstruktur Lutealphase/Menstruation (Beispiel)

Tag	Training	Dauer	Hinweise
Mo	Kraft leicht	45 Min.	Keine Maximalversuche
Di	Leichtes Cardio/Walken	30–40 Min.	Puls < 70 % HFmax
Mi	Yoga/Mobility	30 Min.	Entspannung im Vordergrund
Do	Pause	–	Regeneration
Fr	Ganzkörper moderat	40–50 Min.	Pausen und Ernährung beachten
Sa	Spaziergang/Stretching	30 Min.	Fokus auf Wohlbefinden
So	Pause/Meditation	–	Achtsamkeitstraining

Erklärungen:

In der Ovulationsphase ist die Verletzungsgefahr höher, auch wenn die Energie am größten ist. Bestleistungen (PR = persönliche Bestleistung) sind hier möglich, aber nur bei ausreichender Erholung.

Ernährung:

- Follikelphase – mehr Kohlenhydrate, proteinreich für Muskelaufbau.
- Lutealphase – magnesiumreiche, entzündungshemmende Kost (z. B. grünes Gemüse, Bananen, Linsen).
- Menstruation – eisenreich (z. B. Rote Bete, Linsen, Vollkorn).
- Snack nach intensiven Einheiten: immer Protein + Kohlenhydrate.

Das könntest du sein

- Julia, 39, Mutter von zwei Kindern, trainierte „über den Zyklus hinweg“ immer gleich. Sie fühlte sich oft müde, gereizt und hatte PMS-Beschwerden. Erst als sie ihren Plan an den Zyklus anpasste – High-Intensity in der Follikelphase, Yoga in der Lutealphase – merkte sie, wie viel besser ihr Körper mitmachte. Sie fühlte sich stabiler, PMS-Symptome wurden schwächer, ihre Stimmung ausgeglichener.
- Oder Peter, 45 – der Abteilungsleiter hatte seit Jahren keinen Sport gemacht. Er stieg mit Plan B (Ausdauerfokus) ein: zweimal wöchentlich Walking, einmal Schwimmen, dazu ein kurzer Kraftzirkel. Anfangs strengte ihn alles an, doch nach acht Wochen fühlte er sich vitaler, schlief tiefer und konnte beruflichen Stress leichter ausgleichen.

Tools und Monitoring

Training ist mehr als nur Belastung. Entscheidend ist, wie gut der Körper auf diese Belastung reagiert und ob er sich wieder erholt. Um das im Blick zu behalten, gibt es verschiedene Werkzeuge – sogenannte Monitoring-Tools. Sie helfen, die eigene Belastbarkeit einzuschätzen, rechtzeitig Warnsignale zu erkennen und das Training so zu steuern, dass es Cortisol wirklich in Balance bringt. Manche dieser Tools sind digitale Helfer wie HRV-Messungen, andere sind ganz einfach kleine Routinen wie ein kurzer Selbstcheck vor dem Training.

HRV

Die Herzfrequenzvariabilität (HRV) misst, wie stark die Abstände zwischen den Herzschlägen schwanken. Ein hoher Wert bedeutet: Das vegetative Nervensystem ist flexibel und erholt. Ein niedriger Wert über mehrere Tage signalisiert: Der Körper steht unter Druck und braucht eine Pause.

Ruhepuls

Auch der Ruhepuls ist ein sensibler Marker. Wer morgens einen deutlich höheren Ruhepuls als sonst misst, sollte vorsichtig sein – das kann auf Übertraining, Schlafmangel oder eine beginnende Infektion hinweisen.

Selbstcheck vor dem Training

Nicht jeder Tag ist gleich. Der 60-Sekunden-Selbstcheck hilft, die Belastung realistisch einzuschätzen und das Training anzupassen.

60-Sekunden-Selbstcheck

- Wie fühle ich mich?
- Habe ich ausreichend geschlafen?
- Ruhepuls und HRV im Normalbereich?
- Entscheidung: Heute intensiv trainieren oder besser locker bewegen.

So lassen sich Überlastung und Cortisolspitzen verhindern, bevor sie entstehen.

Atemübungen und Cool-down

Belastung ist wichtig – aber genauso wichtig ist, wie man das Training beendet. Wer nach dem Workout abrupt stoppt, bleibt oft im Stressmodus hängen. Ein bewusstes Cool-down hilft, Cortisol schneller zu senken und das Nervensystem auf Entspannung umzuschalten.

Atemtechniken

- **Box Breathing (4–4–4–4):** vier Sekunden einatmen – vier Sekunden halten – vier Sekunden ausatmen – vier Sekunden halten. Wirkt stabilisierend auf Puls und Nervensystem.
- **4–7–8-Atmung:** vier Sekunden ein, sieben halten, acht Sekunden aus. Besonders wirksam abends, um leichter einzuschlafen.

Mindful Cool-down

Nach dem Training 5–10 Minuten ruhig auslaufen oder spazieren. Danach 1–2 Minuten bewusst atmen und zum Schluss mit einem kurzen Bodyscan Muskeln nacheinander entspannen.

Adaptogene

Manchmal reichen Training, Regeneration und Ernährung nicht aus, um die Stressachse im Gleichgewicht zu halten. Hier können sogenannte Adaptogene unterstützen. Das sind Pflanzenstoffe, die dem Körper helfen, flexibler auf Stress zu reagieren.

Bekannte Beispiele sind Ashwagandha oder Rhodiola (Rosenwurz). Sie wirken nicht akut wie ein Medikament, sondern sanft regulierend über Wochen. Wichtig: Adaptogene sind kein Ersatz für Regeneration oder Schlaf, sondern eine Ergänzung.

Ausführliche Informationen zu Wirkweise, Studienlage und Dosierung findest du ab Seite 118 im Kapitel „Nahrungsergänzungsmittel und Adaptogene“.

Tools für alle Pläne

- HRV-Tracking (Herzfrequenzvariabilität) nutzen, um Belastung und Erholung zu überwachen.
- Ruhepuls im Blick behalten – ein Anstieg kann Übertraining anzeigen.
- Atemübungen (Box Breathing, 4–7–8) einsetzen – besonders nach dem Training.
- Mindful Cool-down: 5–10 Minuten locker auslaufen, dann bewusstes Atmen.
- Optional: adaptogene Pflanzenstoffe.

Das könntest du sein

Thomas, 50, Lehrer, trainierte immer nach starren Plänen – egal, wie er sich fühlte. Er ignorierte Müdigkeit und erhöhte seinen Workload, bis er verletzungsanfällig wurde. Erst durch HRV-Tracking und den täglichen 60-Sekunden-Selbstcheck merkte er, wann Pausen besser waren. Heute passt er das Training flexibel an: An guten Tagen intensiv, an schlechten Tagen Spaziergang oder Yoga. Ergebnis: Keine Verletzungen mehr, stabilere Energie, mehr Gelassenheit.

Und wie geht's weiter?

Bewegung ist ein Schlüssel, um Cortisol zu regulieren. Aber ohne Schlaf verpufft der Effekt. Erst in der Nacht regeneriert sich unser System wirklich – Muskeln bauen sich auf, Hormone stabilisieren sich und Cortisol findet zurück in seinen natürlichen Rhythmus. Deshalb widmen wir uns im nächsten Kapitel einem Thema, das wir schon mehrfach gestreift haben: Schlaf und Erholung.

10 Schlaf und Erholung

Wir haben in diesem Buch bereits an vielen Stellen über die Relevanz von Schlaf gesprochen – bei Bewegung, bei Ernährung, bei Stress. Das hat einen Grund: Schlaf und Erholung sind essenziell für die Cortisolbalance. Aber wir möchten uns nicht ständig wiederholen.

Deshalb greifen wir in diesem Kapitel die Kernaussagen noch einmal heraus, die wirklich entscheidend sind. Alles Weitere, wie detaillierte Atemübungen, Meditation oder Yoga, findest du in den jeweiligen Kapiteln. Im Text verweisen wir dorthin. Denn am Ende greift, wie so vieles im Leben, alles ineinander.

Schlafhygiene und Abendroutinen

Feste Schlafenszeiten sind einer der wichtigsten Faktoren für gesunden Schlaf. Wer jeden Abend ungefähr zur gleichen Uhrzeit ins Bett geht – auch am Wochenende –, unterstützt die innere Uhr und damit den Cortisol-Melatonin-Rhythmus.

Das Schlafzimmer sollte dunkel, ruhig und kühl sein – idealerweise etwa 18 Grad. Elektronische Geräte gehören nicht ins Bett: keine blinkenden Uhren, kein Handylicht. Hilfreich können Augenmasken oder Ohrstöpsel sein. Abendrituale helfen, den Körper auf Ruhe einzustellen: Lesen, Meditation, ein warmes Bad, beruhigende Musik oder ein Entspannungstee. Wichtig ist, dass diese Routine regelmäßig erfolgt – so verbindet das Gehirn das Ritual mit dem Einschlafen.

Koffein sollte ab dem Nachmittag gemieden werden, ebenso Alkohol als „Einschlafhilfe". Beides erhöht Cortisol und stört die Schlafqualität. Und: Bildschirme aus! Mindestens ein bis zwei Stunden vor dem Schlafengehen ist digitale Ruhe angesagt. Blaulicht von Tablets und Smartphones verzögert die Melatoninproduktion und hält Cortisol unnötig hoch (mehr dazu ab Seite 183).

Das könntest du sein

Martina, 51, Buchhalterin, wachte jede Nacht um drei Uhr auf. Sie trank Einschlaftees und las Ratgeber, doch nichts half. Erst als sie ihre Schlafhygiene ernst nahm – feste Bettzeiten, Schlafzimmer abdunkeln, Handy raus –, schlief sie nach wenigen Tagen durch. Heute sagt sie: „Ich wusste gar nicht, dass so kleine Dinge so viel ausmachen."

Cortisol und Melatonin

Cortisol und Melatonin sind Gegenspieler im Tagesrhythmus. Morgens erreicht Cortisol seinen höchsten Wert, den sogenannten „Cortisol Awakening Response". Abends sinkt es – und macht Platz für Melatonin, das Schlafhormon. Dieser Wechsel ist zentral für Erholung und Regeneration. Wenn dieser Rhythmus gestört ist, zum Beispiel durch Schichtarbeit, spätes Training oder Blaulicht von Bildschirmen, bleibt Cortisol abends zu hoch.

Gleichzeitig wird zu wenig Melatonin ausgeschüttet. Die Folge: Einschlafprobleme, oberflächlicher Schlaf und schlechte Regeneration. Melatonin wird durch Dunkelheit, Serotonin und Vitamin D beeinflusst. Deshalb ist es wichtig, morgens möglichst viel Tageslicht zu tanken und abends für Dunkelheit zu sorgen. Eine Lichttherapie kann im Winter helfen, den Rhythmus zu stabilisieren.

Ausführliche Informationen zum zirkadianen Rhythmus (siehe ab Seite 39).

Melatonin als Präparat

Melatonin ist seit 2021 in Deutschland in niedriger Dosierung (bis 1 mg) frei erhältlich, z. B. als Kapseln oder Spray. Es kann bei Einschlafproblemen, Schichtarbeit oder Jetlag helfen.

- Einnahme: 30–60 Minuten vor dem Schlafengehen.
- Dosierung: 0,5–1 mg sind meist ausreichend; höhere Dosen nur nach ärztlicher Rücksprache. Wirkungen bei regelmäßiger Langzeiteinnahme sind nicht gut genug erforscht, daher besser davon absehen.
- Wirkung: verkürzt die Einschlafzeit, stabilisiert den Schlafrhythmus.
- Hinweis: kein Ersatz für Schlafhygiene. Mögliche Nebenwirkungen sind lebhafte Träume oder Kopfschmerzen.

Strategien gegen Schlafprobleme

Wer trotz guter Schlafhygiene Probleme hat, kann zusätzlich kleine Helfer nutzen: Wärme entspannt – sei es durch ein Bad, eine warme Dusche oder einen Saunagang am Abend. Auch ruhige Musik mit 60 bis 80 Schlägen pro Minute kann beruhigen und das Einschlafen erleichtern.

Journaling (strukturiertes Aufschreiben eigener Gedanken, Gefühle und Erlebnisse) oder ein Dankbarkeitsritual helfen, den Kopf freizubekommen. Drei Dinge zu notieren, für die man dankbar ist, kann schon reichen, um innere Ruhe zu finden (mehr dazu ab Seite 174).

Atemübungen wie die 4–7–8-Methode oder Box Breathing, Progressive Muskelrelaxation und Meditation können ebenfalls unterstützen. Da diese Methoden im Detail ab Seite 168 im Kapitel „Stressmanagement und Entspannung" erläutert werden, verweisen wir an dieser Stelle dorthin. Auch Yoga am Abend – sanfte Formen wie Yin oder Restorative – ist eine Möglichkeit (mehr dazu ab Seite 148).

Das könntest du sein

Helene, 56, Krankenschwester im Schichtdienst, lag nach Spätschichten oft wach. Sie begann, abends ein Dankbarkeitstagebuch zu führen und leise Musik zu hören. „Ich schreibe drei Dinge auf, für die ich dankbar bin. Danach lege ich mich ins Bett, und mein Kopf ist ruhig." Ihre Einschlafzeit hat sich halbiert, die Nächte sind erholsamer.

Und wie geht's weiter?

Schlafhygiene ist die Basis: feste Zeiten, Rituale, Dunkelheit und Ruhe. Cortisol und Melatonin sind Gegenspieler, die nur in Balance für gesunden Schlaf sorgen. Strategien wie Wärme, Musik oder Journaling können helfen – weitere Methoden wie Atemübungen oder Meditation findest du in den entsprechenden Kapiteln dieses Buches. Aber Schlaf allein reicht nicht – tagsüber muss der Körper ebenfalls lernen, in die Ruhe zu finden. Genau darum geht es im nächsten Kapitel: Entspannungstechniken und Stressmanagement. Denn Erholung geschieht nicht nur in der Nacht, sondern auch in vielen kleinen Momenten des Tages.

11 Stressmanagement und Entspannung

Entspannung ist ein alltäglicher Begriff – es scheint einfach zu sein, diesen Zustand mühelos zu erreichen. Aber die Umsetzung ist oft viel schwieriger als gedacht. Wir verlieren den Gedanken oft schon auf dem Weg dorthin.

Dabei sind gezielte Entspannungstechniken eine der wirksamsten Maßnahmen zur Regulierung des Cortisolspiegels. Bewegung und Schlaf bilden zwei starke Säulen, doch ohne bewusste Momente der Ruhe findet unser Körper keine echte Balance. Entspannung aktiviert den Parasympathikus – den Ruhemodus unseres Nervensystems – und wirkt damit wie ein Gegengewicht zum Dauerstress.

Besonders Tageslicht, frische Luft und Naturreize spielen dabei eine Rolle: Sie gehören zu den stärksten natürlichen Cortisolsenkern. Auf diese Zusammenhänge gehen wir im Verlauf dieses Kapitels ausführlich ein. Das gibt es doch überall? Richtig: Hier liest du, wie du diese natürlichen Helfer gezielt nutzen kannst.

Entspannungstechniken

Atemübungen

Atemübungen wie die 4–7–8-Methode oder Box Breathing haben wir bereits ab Seite 163 (Schlaf und Erholung) kennengelernt. Sie gehören zu den schnellsten Methoden, um das Nervensystem herunterzufahren.

Progressive Muskelentspannung (PMR)

Die Progressive Muskelentspannung (PMR) wurde in den 1920er-Jahren von Edmund Jacobson entwickelt und ist heute eine der bestuntersuchten Entspannungsmethoden.

So funktioniert es:

- Ruhige Umgebung, sitzen oder liegen.
- Nacheinander Muskelgruppen 5–10 Sekunden anspannen, dann 20–30 Sekunden lösen.
- Reihenfolge: von den Füßen bis zum Gesicht.
- Dauer: 15–20 Minuten für eine vollständige Runde.

Wirkung: Der Wechsel von Anspannung und Entspannung verbessert die Körperwahrnehmung, löst Muskelverspannungen und bringt das vegetative Nervensystem zur Ruhe. Viele Menschen erleben durch die regelmäßige Anwendung eine spürbare Entlastung – innere Unruhe nimmt ab, der Schlaf wird erholsamer und das allgemeine Stressniveau sinkt.

Meditation, Achtsamkeit und Yoga

Regelmäßige Achtsamkeitspraxis wirkt langfristig regulierend auf die Stressachse. Schon zehn Minuten tägliche Atemmeditation oder ein Bodyscan (Aufmerksamkeit systematisch durch den ganzen Körper wandern lassen, um Empfindungen bewusst wahrzunehmen) können genügen.[20]

Yoga verbindet Bewegung, Atmung und Achtsamkeit. Besonders Hatha- oder Yin-Yoga wirken entspannend und cortisoldämpfend. Dynamischere Stile sind möglich, sollten aber nicht überfordern (mehr dazu ab Seite 144).

Eine Studie der University of Wisconsin (2013)[21] zeigte: Schon acht Wochen Achtsamkeitstraining (MBSR bestehend u.a. aus Meditation, Achtsamkeitsübungen im Alltag, sanften Körperübungen wie Yoga) senkten Cortisol und subjektiven Stress deutlich.

Bewegung in der Natur bei Tageslicht

Schon ein Spaziergang im Grünen kann Cortisol senken, das Nervensystem beruhigen und neue Energie schenken (mehr dazu ab Seite 176).

Musik hören

Musik wirkt unmittelbar auf unser limbisches System, das Zentrum für Emotionen. Ruhige, harmonische Klänge (60–80 bpm) können den Puls verlangsamen, die Atmung beruhigen und Cortisol senken.

- 15–30 Minuten Lieblingsentspannungsmusik oder Naturklänge hören.
- Am besten im Liegen, Augen geschlossen, ohne Bildschirm.
- Je regelmäßiger, desto stärker der Effekt.

Studien belegen die Wirksamkeit: Die University of Gothenburg (2009)[22] zeigte, dass klassische Musik und Naturgeräusche Cortisolwerte signifikant reduzierten. Entscheidend ist weniger das Genre als die persönliche Vorliebe.

Wärme und Kälte – das Cortisol-Duo

Warum Wärme?

Wärme wirkt wie ein Reset für das Stresssystem. Ein heißes Bad, eine Wärmflasche am Abend oder ein Saunagang erweitern die Blutgefäße, entspannen die Muskulatur und aktivieren den Parasympathikus – unseren Ruhemodus. Das Herz schlägt ruhiger, der Blutdruck sinkt, Cortisol fällt ab. Studien zeigen, dass regelmäßige Saunagänger ein deutlich niedrigeres Stressniveau und sogar ein geringeres Risiko für Herz-Kreislauf-Erkrankungen haben.[23]

Warum Kälte?

Kälte dagegen hat den gegenteiligen Effekt: Sie aktiviert kurzfristig den Sympathikus, macht wach, schärft die Sinne und setzt einen Reiz, auf den der Körper adaptiv reagiert. Kalte Duschen, Kneipp-Anwendungen oder Winterbaden führen zu einem kontrollierten Cortisolanstieg, der das System trainiert, schneller wieder in den Normalzustand zurückzukehren. So entsteht langfristig mehr Widerstandskraft. Auch das ist wissenschaftlich belegt: Regelmäßiges Eisbaden verbessert Wohlbefinden und reguliert die Cortisolantwort.[24]

Der Mix macht's

Besonders wirksam ist die Kombination: Wärme beruhigt, Kälte aktiviert – zusammen trainieren sie die Flexibilität der HPA-Achse. Das kann so einfach sein wie eine warme Dusche am Abend mit anschließender kalter Abreibung oder ein Saunagang mit Kaltwasserbad. Entscheidend ist die Regelmäßigkeit: Wer solche Reize in den Alltag integriert, stärkt die Fähigkeit des Körpers, Cortisol flexibel und gesund zu regulieren.

So wendest du es an:

- Sauna oder heißes Bad: 1–2 Mal pro Woche für 15–20 Minuten. Wärme entspannt die Muskulatur, beruhigt den Kreislauf und senkt den Cortisolspiegel. Wichtig: danach eine Ruhephase einplanen.
- Wechselduschen: 3 Runden warm-kalt im Wechsel, am besten morgens oder nach dem Sport. Sie trainieren die Gefäße und stärken die Anpassungsfähigkeit der Stressachse.
- Kalte Dusche oder Eisbad: 2–3 Minuten, 2–4 Mal pro Woche. Am Morgen wirken sie besonders aktivierend, machen wach und fördern eine stabile Stressreaktion.
- Wärme im Alltag: Eine Wärmflasche oder ein Heizkissen am Abend wirkt wie ein Signal an den Körper, herunterzufahren. Ideal, um leichter in den Schlaf zu kommen.
- Saunagänge in nördlichen Ländern: In Finnland ist Sauna fester Bestandteil der Kultur. Studien zeigen, dass Menschen, die regelmäßig saunieren, ein niedrigeres Stresslevel und ein reduziertes Risiko für Herz-Kreislauf-Erkrankungen haben.
- Winterbaden und Kälteexposition: Untersuchungen belegen, dass kurze, kontrollierte Kältereize die Stressachse trainieren. Cortisol steigt zwar kurzzeitig, sinkt dann aber rasch ab – die Erholungsfähigkeit verbessert sich, und die Resilienz steigt.
- Alltags-Impulse: Auch kleine Reize wirken: ein Spaziergang an kalter Luft ohne dicke Jacke, barfuß über feuchtes Gras gehen oder nach dem Sport ein kaltes Abduschen. Diese kleinen Routinen stärken die Balance von Cortisol im Alltag.

Visualisierung

Geführte Imaginationen – etwa die Vorstellung eines sicheren Ortes oder einer beruhigenden Landschaft – wirken auf das Gehirn fast so stark wie reale Erlebnisse.

- 10–20 Minuten mit Audioanleitung oder selbst gesteuert.
- Motive: Strand, Wald, Licht oder ein Ort der Geborgenheit.
- Regelmäßig wiederholen, um die Entspannungsreaktion zu verankern.

Das könntest du sein

Miriam, 44, zweifache Mutter, war nach stressigen Tagen oft wie „unter Strom". Sie begann, abends einen Mix zu nutzen: 15 Minuten PMR, zweimal wöchentlich Yoga, dazu gelegentlich ein Bad mit leiser Musik. „Ich habe endlich das Gefühl, dass mein Körper wirklich herunterfährt." Ihr Cortisolprofil zeigte nach drei Monaten wieder einen gesunden Tagesrhythmus.

Work-Life-Balance

Eine gesunde Balance zwischen Arbeit und Erholung ist eine der wichtigsten Voraussetzungen für stabile Cortisolwerte und für langfristige körperliche wie psychische Gesundheit. Gerät dieses Gleichgewicht aus den Fugen, steigen die Cortisolwerte dauerhaft an – mit Folgen wie Erschöpfung, Schlafproblemen oder erhöhter Infektanfälligkeit.

Wichtig ist, die eigenen Reserven rechtzeitig wahrzunehmen. Viele ignorieren erste Signale wie Müdigkeit oder Gereiztheit und machen einfach weiter. Besser ist, innezuhalten und die nötigen Ruhephasen bewusst einzuplanen – und zwar ohne schlechtes Gewissen.

Klare Grenzen setzen

Arbeit und Freizeit brauchen deutliche Trennlinien. Feste Arbeitszeiten helfen, den Tag zu strukturieren. Nach Feierabend sollten berufliche Mails und Anrufe tabu sein. Wer im Homeoffice arbeitet, profitiert von räumlicher Trennung: Ein Schreibtisch oder ein eigenes Zimmer fürs Arbeiten, das nach Dienstschluss geschlossen bleibt. Ein kurzes Ritual wie Laptop zuklappen, Musik einschalten oder einen Spaziergang machen, signalisiert dem Körper: Der Arbeitstag ist beendet. Menschen, die solche Grenzen für sich setzen und einhalten können, haben niedrigere Cortisolspiegel und schlafen besser.

Mikropausen einbauen

Auch innerhalb des Arbeitstags braucht das Stresssystem Verschnaufpausen. Nach etwa 90 Minuten konzentrierter Arbeit steigt Cortisol messbar an. Wer dann fünf bis zehn Minuten ohne Bildschirm innehält – durch Dehnen, ein paar tiefe Atemzüge oder einen kurzen Gang an die frische Luft –, verhindert, dass sich Cortisol über den Tag aufschaukelt. Manche nutzen die sogenannte Pomodoro-Technik: 25 Minuten konzentriert arbeiten, fünf Minuten Pause. Entscheidend ist nicht die Methode, sondern die Regelmäßigkeit.

Tageslicht und Natur nutzen

Regelmäßige Bewegung im Freien wirkt doppelt: Licht stabilisiert den zirkadianen Cortisolrhythmus; Bewegung in der Natur senkt den Spiegel nachweislich. Schon 20 Minuten im Grünen reichen. Ein Spaziergang am Morgen oder in der Mittagspause kann helfen, den Cortisol-Morgenpeak in gesunde Bahnen zu lenken.

Entspannung fest einplanen

Entspannungsmethoden sollten nicht nur eingesetzt werden, wenn man schon unter Stress steht, sondern regelmäßig. Zehn bis zwanzig Minuten täglich – Atemübungen, Meditation, Musik oder Yoga – reichen oft aus, um Cortisol nachhaltig zu senken. Eine feste Uhrzeit erleichtert die Umsetzung, zum Beispiel abends vor dem Schlafengehen. Studien (Goyal et al., JAMA 2014[25]) zeigen, dass regelmäßige Entspannung das Burn-out-Risiko und die Cortisolwerte deutlich reduziert.

Digitale Entlastung schaffen

Digitale Medien sind einer der größten Stressfaktoren. Push-Nachrichten erzeugen ständige Alarmbereitschaft; Bildschirmzeit am Abend stört den Schlaf.

Hilfreich sind feste medienfreie Zeiten: eine Stunde vor dem Schlafengehen kein Handy, ein „Offline-Tag" pro Woche oder ein „Digital Sabbath" am Sonntag. Wie schon oft erwähnt: Ein Handy oder andere digitale Geräte gehören nicht ins Schlafzimmer.

Schlafhygiene ernst nehmen

Ohne ausreichenden Schlaf kann sich Cortisol nicht normalisieren. Feste Zubettgehzeiten, ein dunkles, ruhiges Schlafzimmer und ein Ritual wie Lesen oder ein warmes Bad helfen, den Körper auf Erholung einzustellen. Koffein sollte nach 15 Uhr vermieden werden.

Soziale Beziehungen pflegen

Stabile Bindungen sind einer der stärksten Stresspuffer. Ein Abendessen mit Freunden, ein Telefonat mit der Familie oder auch kurze Begegnungen im Alltag haben messbare Effekte auf Cortisol. Die Harvard Study of Adult Development[26] (seit 1938) zeigt: Menschen mit engen Beziehungen sind gesünder, zufriedener und haben niedrigere Cortisolspiegel.

Impulse für Führungskräfte

Wer viel Verantwortung trägt, braucht zusätzliche Strategien. Delegieren und Priorisieren nach dem Pareto-Prinzip (80 Prozent der Ergebnisse durch 20 Prozent des Aufwands) entlastet das Nervensystem. Wöchentliche Reflexion hilft, Überlastung zu vermeiden: Was war gut, was war zu viel? Teams profitieren von Ritualen wie einer stillen Minute vor Meetings – Cortisol sinkt, Konzentration steigt.

Das könntest du sein

Gregor, 52, Manager, kontrollierte abends noch Mails, schlief unruhig und war ständig erschöpft. Erst durch klare Grenzen, Mikropausen und ein Feierabendritual änderte sich alles: Sein Schlaf verbesserte sich, er wurde ausgeglichener und auch sein Team profitierte von seiner neuen Gelassenheit.

Natur und Waldbaden

Frische Luft, Sonne und Tageslicht: Das sind wesentliche Mitspieler, die zu einem gesunden Cortisolspiegel und damit zu unserer Grundlage für Energie, Konzentration, Ausgeglichenheit und erholsamen Schlaf beitragen.

Damit Cortisol im natürlichen Rhythmus ausgeschüttet wird – morgens hoch, abends niedrig –, braucht unser Körper nicht nur Ruhe und gesunde Ernährung, sondern vor allem eines: Licht, Luft und Natur. Frische Luft, Sonnenlicht und natürliches Tageslicht gehören tatsächlich zu den stärksten natürlichen Regulatoren unseres Hormonsystems, insbesondere der Cortisolausschüttung. Die folgenden Punkte zeigen, warum das so ist und wie man dieses Wissen in den Alltag integrieren kann.

1. Tageslicht – der Taktgeber für den Cortisolrhythmus

Damit der zirkadiane Rhythmus funktioniert, braucht das Gehirn einen klaren Lichtimpuls am Morgen. Fotorezeptoren in der Netzhaut registrieren Tageslicht und steuern über den SCN im Hypothalamus die HPA-Achse. Studien (Scheer et al., 2004[27]) zeigen: Menschen, die morgens viel Tageslicht erhalten, haben stabilere Cortisolverläufe und eine bessere Schlafqualität.

2. Frische Luft – Naturreize beruhigen das Stresssystem

Spaziergänge in der Natur wirken doppelt: Bewegung und Sinneseindrücke aktivieren den Parasympathikus. Forschungen zum Waldbaden (Shinrin Yoku)[28] zeigen: 20 Minuten Natur senken Cortisol deutlich; Puls und Blutdruck gehen zurück.

3. Sonnenlicht – Vitamin D und Cortisol

Sonnenlicht stimuliert die Vitamin-D-Bildung. Vitamin D reguliert die HPA-Achse und beeinflusst Serotonin und Dopamin. Ein Mangel erhöht die Stressanfälligkeit und den Cortisolspiegel (Jorde et al., 2008[29]).

4. Natürliches Licht – Stimmung und Schlaf im Gleichgewicht

Tageslicht fördert Serotonin, das abends in Melatonin umgewandelt wird. Wenig Licht führt zu flachen Cortisolverläufen und Schlafstörungen. Lichttherapie am Morgen verbessert Stimmung und Stressregulation (Lam et al., 2006[30]).

Das könntest du sein

Lena, 34, alleinerziehend, war erschöpft. Ein Freund nahm sie mit zum Waldbaden. „Erst dachte ich, das ist nur spazieren. Aber nach einer halben Stunde im Wald war ich so ruhig wie lange nicht.“ Heute geht sie regelmäßig in den Wald – und spürt, wie ihre Kraft zurückkehrt.

Fünf Strategien, um Reserven wieder aufzufüllen

1. Mikropausen etablieren: alle 90 Minuten 5–10 Minuten ohne Bildschirm.

2. Natur und Tageslicht nutzen: täglich 20–30 Minuten draußen.

3. Abendrituale einführen: Routinen, die Cortisol senken.

4. Soziale Kontakte pflegen: kurze Begegnungen ebenso wie lange Gespräche.

5. Digital Detox: feste Offline-Zeiten, Handy aus dem Schlafzimmer.

Zusammenfassung und Ausblick

Entspannungstechniken, eine gesunde Work-Life-Balance und Natur sind drei starke Pfeiler gegen Dauerstress. Entscheidend ist, kleine Routinen zu schaffen, die regelmäßig wiederholt werden. Cortisol reagiert weniger auf einzelne Ausnahmen, sondern auf stetige Muster.

Und wie geht's weiter?

Ein wesentlicher Stressfaktor unserer Zeit ist der ständige digitale Input. Wie du dein Cortisol vor Nachrichtenflut, Bildschirmzeit und permanenter Erreichbarkeit schützen kannst erfährst du im nächsten Kapitel.

12 Medienkonsum und digitale Balance

Du weißt längst, dass Medien einen großen Anteil an unserer Stress- und Cortisol-Disbalance haben. Das ist nichts Neues. Und genau deshalb hat man bei diesem Thema oft das Gefühl: Das habe ich doch alles schon einmal gehört. Auch in diesem Buch haben wir die Rolle von Medien an verschiedenen Stellen immer wieder betont.

Trotzdem möchten wir es hier noch einmal unterstreichen: Es geht nicht darum, digitale Medien zu verteufeln. Sie sind Teil unseres Lebens, bringen uns Wissen, Kontakte und Inspiration. Die Frage ist nicht, ob, sondern wie wir sie nutzen. Wenn wir die Technik klug einsetzen und bewusst gestalten, können Medien sogar helfen, Cortisol im Gleichgewicht zu halten. Wie also gelingt ein entspannter, gesunder Umgang mit digitalen Medien?

Vielleicht findet sich hier eine kleine Anregung, die du bisher nicht ausprobiert hast – oder die dich an das erinnert, was du dir schon längst vorgenommen hast.

Bedeutung der digitalen Medien

Digitale Medien sind heute ein ständiger Begleiter. Informationen erreichen uns in Sekunden: wir sind immer erreichbar, können jederzeit reagieren, lernen, konsumieren. Das ist einerseits ein enormer Vorteil, andererseits eine Herausforderung für unser Stresssystem. Früher las man morgens die Zeitung und abends die Nachrichten; dazwischen gab es lange Pausen. Heute prasseln Nachrichten, Bilder, Chats und Meldungen rund um die Uhr auf uns ein.

Dabei müssen wir erkennen: Die Dosis und die Art der Nutzung entscheiden, ob digitale Medien uns helfen oder ob sie Cortisol und Stress in die Höhe treiben. Die Ratschläge, die man immer wieder liest – weniger Bildschirmzeit, Pausen,

Blaulichtfilter – sind nicht falsch, aber sie wiederholen sich so oft, dass man oft schon weghört. In diesem Kapitel geht es darum, das Wesentliche herauszufiltern und zu zeigen, wie wir mit einfachen, klaren Regeln und der richtigen Technik im Alltag spürbar entspannter leben können.

Warum digitale Reize Cortisol triggern

Reizüberflutung

Jede Nachricht, jedes Ping, jedes Bild aktiviert das Nervensystem. Unser Gehirn reagiert, als gäbe es ständig etwas Wichtiges oder Bedrohliches. Das Ergebnis: Cortisol steigt, Aufmerksamkeit und Puls gehen hoch. Wenn das permanent geschieht, bleibt Cortisol chronisch erhöht.

Soziale Vergleiche

Soziale Medien sind voll von idealisierten Bildern. Jeder zeigt sein bestes Leben – Urlaube, perfekte Körper, Erfolge. Wer das als Maßstab nimmt, fühlt sich oft unzulänglich. Dieses Gefühl löst Stress aus, und Cortisol steigt – auch wenn rational klar ist, dass die Bilder gefiltert oder inszeniert sind.

Nachrichtenflut

Unser Gehirn ist darauf gepolt, Bedrohungen schneller zu registrieren als Positives. Nachrichten setzen genau hier an: Katastrophen, Krisen und Kriege dominieren die Schlagzeilen. Wer dauerhaft „doomscrollt", also immer weiter negative Meldungen konsumiert, hält seine Stressachse permanent aktiv.

Erreichbarkeit

Ständige Pings und Nachrichten signalisieren dem Körper: Alarmbereitschaft! Selbst wenn wir nicht reagieren, steigt die innere Anspannung. Das Gefühl, jederzeit unterbrochen werden zu können, verhindert echte Erholung.

Grundprinzipien digitaler Balance

Zeitfenster

Medienkonsum in klar definierten Blöcken statt Dauerstrom. Ein Morgen ohne Handy. Feste Zeiten für Nachrichten – vielleicht mittags und am frühen Abend. Abends eine digitale Auszeit von ein bis zwei Stunden, bevor man ins Bett geht. Diese Zeitfenster helfen, den Tag zu strukturieren und Cortisolspitzen zu vermeiden.

Intentionalität

Achtsamkeit beim Medienkonsum heißt: Bevor man eine App öffnet, kurz fragen: Warum tue ich das jetzt? Was erwarte ich? Fühle ich mich danach besser oder schlechter? Diese Selbstreflexion unterbricht automatische Muster. Viele merken erst dadurch, wie oft sie ihr Handy aus Gewohnheit in die Hand nehmen ohne echten Grund.

Inhalte kuratieren

Nicht nur die Zeit, auch die Inhalte machen den Unterschied. Accounts, die inspirieren, bilden oder gute Laune machen, sind hilfreich. Accounts, die Druck erzeugen, vergleichen oder verunsichern, sollte man konsequent „ent-folgen". Das ist digitale Selbstfürsorge – wie eine Diät, nur für den Kopf.

Werkzeuge und Systeme

Benachrichtigungshygiene

Push-Nachrichten sind einer der größten Stressfaktoren. Jede Meldung reißt uns heraus, hebt Cortisol. Die Lösung: Nur das Wichtigste bleibt an – Familie, Kalender, Bank. Alles andere wird stummgeschaltet. Das Handy darf unser Nervensystem nicht steuern.

Batching

Statt ständig Mails oder Chats zu checken, feste Zeiten einführen: zum Beispiel 9 Uhr, 13 Uhr und 16 Uhr. Dazwischen: Konzentration ohne Ablenkung. So sinkt das Gefühl, permanent „auf Abruf" zu sein.

Fokus-Modus / Nicht stören

Smartphones haben längst eingebaute Helfer: „Nicht stören", „Schlafmodus", „Fokus-Modus". Wer sie bewusst nutzt, kann Arbeitszeit, Familienzeit und Ruhezeiten klarer schützen. Mit einem Klick ist Ruhe – und Cortisol sinkt.

App-Limits

„Bildschirmzeit" bei iOS oder „Digital Wellbeing" bei Android ermöglichen App-Limits. Nach 30 Minuten Instagram ist Schluss. Ein kleiner Reminder, der hilft, Gewohnheiten zu durchbrechen.

Grayscale-Modus

Ein einfacher Trick: den Bildschirm auf Schwarz-Weiß stellen. Plötzlich sind Apps weniger verführerisch. Farben triggern Belohnungssysteme, Graustufen dämpfen den Reiz.

Blue-Light-Filter/Night-Shift

Abends aktiviert, reduziert Blaulicht die Störung der Melatoninproduktion. Für Details zur Schlafqualität siehe Kapitel 10.

Das könntest du sein

Mark, 39, Projektleiter, war dauernd online. Jede Mail, jeder Chat wurde sofort beantwortet. Er probierte Batching aus: E-Mails nur noch um 9, 13 und 16 Uhr. Nach zwei Wochen: keine eingebildeten Handyvibrationen mehr (ein verbreitetes Stressphänomen, auch „Phantomvibration" genannt – das Gehirn spürt Vibrationen, obwohl das Telefon still ist). Sein Kopf wurde ruhiger, er konnte sich wieder länger konzentrieren, und der Schlaf verbesserte sich spürbar.

Content-Diät und Doomscrolling-Stop

Nachrichten-Zeitbox

Statt den ganzen Tag über Nachrichten zu lesen, zwei feste Zeitfenster – mittags und abends. Nicht morgens direkt nach dem Aufstehen, nicht kurz vor dem Schlafengehen. So bleibt Cortisol stabiler.

Doomscrolling-Interrupt

Wer beim Scrollen merkt, dass er festhängt, setzt einen Timer auf drei Minuten. Danach App schließen, zehn tiefe Atemzüge, Fenster auf, kurz bewegen. Dieser kleine Reset bricht die Stressspirale.

Realitätscheck

Social Media zeigt Highlights, keine Realität. Sich das bewusst zu machen, schützt vor Vergleichen. Besser: Accounts folgen, die Wissen, Inspiration oder Humor bringen.

Das könntest du sein

Mira, 33, Social-Media-Managerin, scrollte abends stundenlang. Sie „ent-folgte" Trigger-Accounts und richtete sonntags einen Social-Media-Detox ein. Nach drei Wochen war sie ruhiger, verglich sich weniger, schlief besser.

Arbeit und Erreichbarkeit

Meeting-Hygiene

Eine Minute Stille vor Meetings, drei tiefe Atemzüge, Fokus auf das Wesentliche. Das senkt Cortisol und erhöht die Aufmerksamkeit.

Deep-Work-Blöcke

Zwei Stunden ohne Messenger, nur mit der Kernaufgabe. Danach Pause. Studien zeigen: So sinkt das Stressniveau und die Ergebnisse sind besser.

Team-Absprachen

Keine E-Mail-Pflicht nach 18 Uhr. Antwortfenster statt Sofortreaktion. Wer im Team klare Regeln schafft, entlastet alle (mehr dazu ab Seite 172, Work-Life-Balance)

Familienregeln

Gerätefreie Zonen

Schlafzimmer, Esstisch, Kinderzimmer – Orte ohne Handy. Das schützt den Schlaf, die Familienzeit und die Erholung.

Gemeinsame Offline-Zeiten

Ein digitalfreier Sonntagvormittag oder Abend. Bewusst ohne Bildschirm, gemeinsam kochen, spielen, reden.

Vorbildfunktion

Kinder lernen am Modell. Wenn Eltern ständig aufs Handy schauen, übernehmen Kinder dieses Verhalten. Deshalb: Erwachsene zuerst.

Maßnahmen im Überblick

- Digital Detox: bewusste Offline-Zeiten.
- Schlafhygiene: 1–2 Stunden vor dem Schlafengehen keine Bildschirme.
- Push-Nachrichten ausschalten.
- App-Limits und Fokus-Modi nutzen.
- Batching für Mails und Chats.
- Nachrichten-Zeitboxen, Doomscrolling stoppen.
- Positive Inhalte: Naturvideos, Podcasts, Lernformate.
- Realitätscheck in Social Media.
- Gerätefreie Zonen und Zeiten in Familien

Und wie geht's weiter?

Medien sind ein Schlüsselreiz im digitalen Zeitalter. Sie bringen Vorteile, aber sie belasten das Stresssystem, wenn wir sie unbewusst und permanent nutzen. Die Lösung liegt nicht im Verzicht, sondern im bewussten, reflektierten Umgang: Zeitfenster statt Dauerstrom, achtsame Auswahl statt Reizüberflutung, Technik-Hebel statt Ohnmacht.

Damit endet der Themenblock zu den Einflüssen auf unseren Cortisolspiegel. Im nächsten Teil geht es um die praktische Umsetzung: wie du alle diese Erkenntnisse Schritt für Schritt in deinen Alltag überträgst, Routinen aufbaust und ein Programm entwickelst, das zu dir passt – mithilfe des „Cortisol-Codes".

TEIL 4

Der Cortisol-Code

13 Warum wir von einem „Code" sprechen

Ein Code ist mehr als eine einfache Regel. Ein Code ist ein Muster. Er besteht aus mehreren Zeichen, die erst in der richtigen Kombination Sinn ergeben. Ein Code ist wie ein Schlüssel: Er öffnet eine Tür, die zuvor verschlossen war. Oder wie eine Melodie: Einzelne Töne bedeuten wenig; erst gemeinsam entsteht Harmonie.

Der Cortisol-Code funktioniert genau so. Er setzt sich aus acht Bausteinen zusammen: Schlaf, Ernährung, Training, Entspannung, Licht und Natur, Medien, Mikronährstoffe und Achtsamkeit. Jeder Baustein trägt etwas bei, doch erst im Zusammenspiel entsteht ein gesunder Cortisolrhythmus.

Der Code ist dreidimensional:

- Erkennen, wie Cortisol wirkt.
- Verstehen, welche Bausteine Einfluss haben.
- Anwenden; wie man diese Bausteine im Alltag kombiniert.

Ein Baustein allein reicht nicht. Schlaf allein bringt noch keine Balance, Ernährung allein auch nicht. Erst wenn alle oder zumindest mehrere individuell wesentliche Bausteine zusammenspielen, wird der Code entschlüsselt – und die Tür zu mehr Energie, innerer Ruhe und erholsamem Schlaf öffnet sich.

Der Cortisol-Code ist die Gesamtheit dieser acht Schlüsselfaktoren. Richtig angewendet, regulieren sie den Cortisolspiegel, schützen vor Dauerstress und führen zu einem Leben in Balance.

Das Puzzle – Visualisierung des Codes

Stell dir den Cortisol-Code als Puzzle vor. Acht Teile greifen ineinander. Die acht Puzzleteile fassen die zentralen Bereiche der Cortisolregulation zusammen. Alle Themen – von Schlaf und Ernährung über Bewegung und Entspannung bis hin zu Medien, Arbeit, Natur und innerer Haltung – wurden in den vorherigen Kapiteln ausführlich beschrieben. Dieses Puzzle dient als Übersicht und Verknüpfung der einzelnen Bausteine. Nur wenn alle wesentlichen Teile zusammenspielen, entsteht das ganze Bild. Fehlt eines, bleibt die Mitte – die Balance – unvollständig.

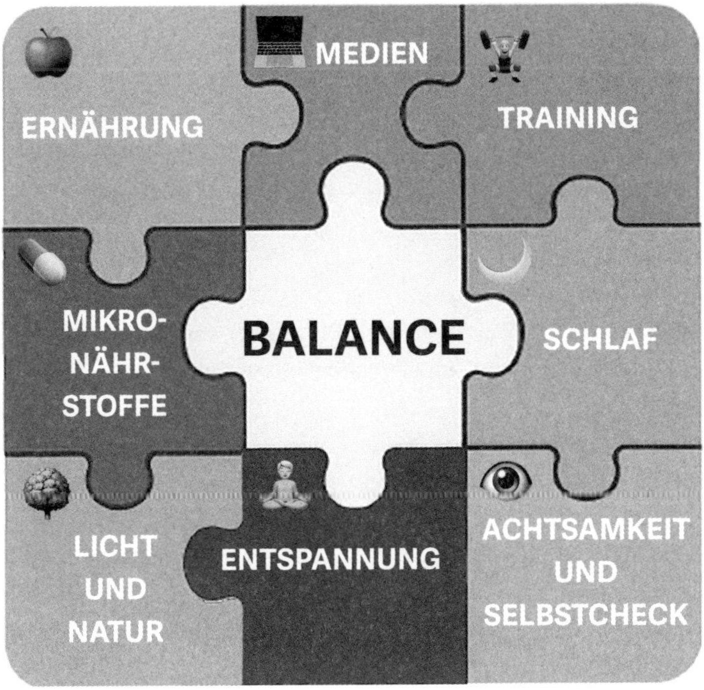

Die Puzzleteile im Detail

Puzzleteil Schlaf

Was es bewirkt: Schlaf senkt Abendcortisol, stabilisiert den Morgenpeak, repariert Gewebe und sortiert Emotionen. Ohne Schlaf verpuffen Training und Ernährung.

Kernhebel:

- Feste Bett- und Aufstehzeiten, 7–9 Stunden Schlaf.
- 1–2 Stunden vor dem Schlafengehen Bildschirme meiden.
- Abendritual: Atemübungen, Bodyscan, Tee.

Dosierung und Timing: Täglich, möglichst konstant. Abendfenster schützen.

Messpunkte: Einschlafzeit, Aufwachqualität, subjektives Befinden, ggf. Schlaftracking.

Warnzeichen und Korrektur:

- Langes Wachliegen ▸ abends weniger Intensität, Licht dimmen.
- Frühes Aufwachen ▸ Morgenlicht-Reset, Ruhe am Abend verstärken.

Wenn wenig Zeit: Zimmer abdunkeln + 3 Runden 4–7–8-Atmung.

Puzzleteil Ernährung

Was es bewirkt: Ernährung stabilisiert Blutzucker, versorgt die Stressachse mit Nährstoffen und reduziert stille Entzündungen.

Kernhebel:

- Viel Gemüse, Hülsenfrüchte, Beeren.
- Gesunde Fette (Omega-3-Fettsäuren), wenig Zucker.
- Regelmäßige Mahlzeiten statt ständiger Snacks.

Dosierung und Timing: 3 Mahlzeiten, Snacks nur bewusst. Abends leicht, nicht zu spät.

Messpunkte: Blutzuckerschwankungen (z. B. Heißhunger), Energielevel nach Mahlzeiten.

Warnzeichen und Korrektur:

- Heißhunger, Energieloch ▸ mehr Eiweiß und Ballaststoffe.
- Schlafprobleme ▸ abends weniger Zucker/Koffein.

Wenn wenig Zeit: Handvoll Nüsse und Apfel.

Puzzleteil Training

Was es bewirkt: Regelmäßige Bewegung reguliert die HPA-Achse, baut Stress ab und verbessert Schlaf und Resilienz.

Kernhebel:

- Moderates Ausdauertraining 3–5 Mal/Woche.
- 1–2 Krafteinheiten.
- Intensität steuern (Talk-Test, HFmax).

Dosierung und Timing: 40–60 Minuten. Intensiv nachmittags, morgens nur leicht.

Messpunkte: Ruhepuls, HRV, Trainingsfortschritt, Stimmung.

Warnzeichen und Korrektur:

- Schlafprobleme, Infekte ▶ mehr Pausen.
- Heißhunger ▶ Post-Workout-Snack mit Kohlenhydraten und Protein.

Wenn wenig Zeit: 10 Minuten zügiges Gehen und 2 Minuten bewusst atmen.

Puzzleteil Entspannung

Was es bewirkt: Aktiviert den Parasympathikus, senkt Cortisolspitzen, fördert Regeneration.

Kernhebel:

- Atemübungen (Box, 4–7–8).
- PMR, Yoga.
- Musik, Wärme, Visualisierung.

Dosierung und Timing: 10–20 Minuten täglich, ideal abends.

Messpunkte: Herzfrequenz, Ruhegefühl, Schlafqualität.

Warnzeichen und Korrektur:

- Nervosität bleibt ▶ Dauer und Häufigkeit erhöhen.
- Unruhe im Training ▶ Entspannung auf Vormittag legen.

Wenn wenig Zeit: 5 tiefe Atemzüge und 1 Minute Stillstand.

Puzzleteil Licht und Natur

Was es bewirkt: Stärkt den zirkadianen Rhythmus, stabilisiert Cortisol-Morgenpeak, reduziert Stress.

Kernhebel:

- Morgens 20 Minuten Tageslicht.
- Spaziergang in der Natur.
- Vitamin-D-Spiegel checken.

Dosierung und Timing: Täglich, möglichst vormittags.

Messpunkte: Schlafrhythmus, Stimmung, Energielevel.

Warnzeichen und Korrektur:

- Müdigkeit am Tag ▸ morgens mehr Licht.
- Schlechter Schlaf ▸ abends Dunkelheit, Blaulicht reduzieren.

Wenn wenig Zeit: Fenster auf und 2 Minuten bewusst die Helligkeit wahrnehmen.

Puzzleteil Medien

Was es bewirkt: Reduziert Reizüberflutung, verhindert Cortisolspitzen durch Dauerstimulation.

Kernhebel:

- Push-Nachrichten ausschalten.
- Medienslots statt Dauerstrom.
- Bildschirmfreie Stunde vor dem Schlafengehen.

Dosierung und Timing: 2–3 definierte Zeitfenster täglich.

Messpunkte: Stresslevel nach Medienkonsum, Schlafqualität.

Warnzeichen und Korrektur:

- Nervosität, schlechter Schlaf ▸ Abendkonsum reduzieren.
- Dauerhafte Ablenkung ▸ Social-Media-Fasten.

Wenn wenig Zeit: 3-Minuten-Timer bei Nachrichten, danach App schließen.

Puzzleteil Mikronährstoffe

Was es bewirkt: Versorgt die Stressachse mit essenziellen Substanzen, fördert Ruhe und Regeneration.

Kernhebel:

- Magnesium (200–400 mg abends).
- Omega-3-Fettsäuren (EPA/DHA ≈ 1000 mg).
- Vitamin D (1000–2000 IE).
- Adaptogene (Ashwagandha, Rhodiola).

Dosierung und Timing: Täglich, Magnesium abends, Omega-3-Fettsäuren und Vitamin D morgens.

Messpunkte: Blutwerte (Vitamin D, Mg), subjektive Erholung.

Warnzeichen und Korrektur:

- Muskelkrämpfe ▸ Magnesium erhöhen.
- Winterdepression ▸ Vitamin D prüfen.

Wenn wenig Zeit: Magnesium und Omega-3-Fettsäuren als Basis.

Puzzleteil Achtsamkeit und Selbstcheck

Was es bewirkt: Hilft, Überlastung früh zu erkennen, Stressmuster zu durchbrechen.

Kernhebel:

- 60-Sekunden-Selbstcheck vor dem Training.
- HRV und Ruhepuls beobachten.
- Journaling.

Dosierung und Timing: Täglich, am Morgen und vor dem Training.

Messpunkte: HRV-Trend, Tagesstimmung, Schlaf.

Warnzeichen und Korrektur:

- Werte sinken über den Tag ▸ Training reduzieren.
- Gedankenkarussell ▸ Journaling am Abend.

Wenn wenig Zeit: Kurz sammeln, in sich gehen und hinterfragen: „Wie fühle ich mich heute?"

Der Aufbau über 4 Wochen

Um den Cortisol-Code in die eigene Alltagsroutine einzuführen und zu integrieren, bietet es sich an, wochenweise vorzugehen.

Woche 1: Schlaf und Ernährung

Die Basis. Ohne erholsamen Schlaf und eine nährstoffreiche, blutzuckerstabile Ernährung verpuffen alle weiteren Maßnahmen. In dieser Woche liegt der Fokus darauf, einen regelmäßigen Schlafrhythmus einzuführen, Abendroutinen zu festigen und Zucker sowie stark verarbeitete Lebensmittel zu reduzieren.

Woche 2: Training und Entspannung

Jetzt kommt Bewegung ins Spiel – aber bewusst dosiert. Cortisol reagiert sensibel auf Belastung und Regeneration. Moderate Aktivität kombiniert mit Entspannungsübungen wie Atemtechniken oder Progressiver Muskelentspannung sorgt dafür, dass die Stressachse flexibler wird.

Woche 3: Medien und Licht/Natur

Diese Woche lenkt den Blick nach außen. Digitale Reize und fehlendes Tageslicht sind unterschätzte Stressoren. Indem du Bildschirmzeiten ordnest und bewusst Tageslicht suchst, bringst du deinen zirkadianen Rhythmus wieder ins Gleichgewicht.

Woche 4: Mikronährstoffe und Achtsamkeit

Im letzten Schritt folgt der Feinschliff. Jetzt geht es darum, gezielt Mikronährstoffe einzusetzen, die deine Stressachse stützen, und Routinen der Selbstwahrnehmung zu etablieren. Ein kurzer Journaleintrag, ein Selbstcheck oder ein achtsamer Atemmoment reichen, um die Veränderungen zu verankern.

Deine Codes – und wie du sie anwendest

In diesem Buch lernst du drei Ebenen kennen, die dir helfen, Cortisol im Alltag besser zu regulieren: den Tagescode, den Wochencode und schließlich den 30-Tage-Reset-Code. Der Tagescode bildet dabei das Fundament – er gibt die Struktur für einen einzelnen Tag vor. Der Wochencode bündelt dann die Schwerpunkte über sieben Tage hinweg und der 30-Tage-Reset verankert die Bausteine dauerhaft in deinem Alltag.

Der Tagescode ist das Grundgerüst für jeden Tag. Er zeigt dir, wie Cortisol stabil bleibt: morgens mit Energie starten, tagsüber Stress abfedern, abends zur Ruhe kommen. Die einzelnen Elemente wiederholen sich täglich – der Ablauf ist also immer gleich. Abwechslung entsteht nicht durch das Schema, sondern durch die konkrete Ausgestaltung: Mal ist es Yoga, mal ein Spaziergang, mal Journaling.

Ein Kernprinzip sind die sogenannten Fokusblöcke. Unser Gehirn kann sich rund 90 Minuten am Stück konzentrieren. Danach steigt Cortisol an – wir werden fahrig, unruhig und weniger leistungsfähig.

Ebenso entscheidend ist das Batching: Statt ständig zwischen Aufgaben zu wechseln – E-Mails, Anrufe, Nachrichten –, werden ähnliche Tätigkeiten gebündelt erledigt. Zum Beispiel Mails nur dreimal am Tag statt fünfzig Mal zwischendurch.

Der Tagescode ist damit wie ein Tagesraster – er zeigt, welche Elemente morgens, tagsüber und abends Platz haben sollten, damit dein Cortisol im Gleichgewicht bleibt. Wenn du dieses Raster verinnerlichst, hast du das Fundament für alle weiteren Schritte. Der Wochencode und der 30-Tage-Reset bauen direkt darauf auf.

Der Tagescode

Tageszeit	Aktionen	Erklärung	☑
Morgens	20 Minuten Tageslicht, Proteinsnack, 10 Minuten leichte Bewegung	Licht stabilisiert den Cortisol-Morgenpeak, Eiweiß verhindert Heißhunger, Bewegung weckt den Kreislauf	☐
Tagsüber	90-Minuten-Fokusblock, danach 5–10 Minuten Pause	Konzentration in Blöcken, danach Pause – verhindert Cortisolanstieg	☐
	Batching von Aufgaben (z. B. E-Mails: 2–3 feste Slots)	Reizreduktion, weniger Multitasking, weniger Stress	☐
	10 Minuten raus an die frische Luft	Licht und Sauerstoff senken Cortisolspitzen	☐
	Training/Sport	30 Minuten Ausdauertraining – verbessert die gesunde Cortisolausschüttung	☐
Abends	1–2 Stunden vor dem Schlafengehen Bildschirm aus	Blaulicht senkt Melatonin – Bildschirmstopp fördert Schlafrhythmus	☐
	10 Minuten Atemübung oder PMR	Parasympathikus aktivieren, Cortisol senken	☐
	Schlafzimmer kühl und dunkel	Fördert Melatoninproduktion, senkt Abendcortisol	☐

Der Wochencode

Der Wochencode ist die zweite Ebene neben dem Tagescode. Während der Tagescode zeigt, wie man jeden Tag strukturiert, hilft der Wochencode, den Überblick zu behalten: Welche Bausteine habe ich regelmäßig umgesetzt? Wo gab es Lücken?

Es geht nicht darum, jeden Tag alles perfekt zu erfüllen, sondern Muster zu erkennen: Manche Bausteine wirst du fast täglich ausführen, andere vielleicht nur ein- bis zweimal pro Woche. Wichtig ist dabei die Regelmäßigkeit: Es geht nicht darum, jeden Tag perfekt alle Punkte abzuhaken. Entscheidend ist, dass sich über die Woche hinweg ein stimmiges Bild ergibt.

Baustein	**Mo**	**Di**	**Mi**	**Do**	**Fr**	**Sa**	**So**
Schlaf							
Ernährung							
Training							
Entspannung							
Licht und Natur							
Medien							
Mikronährstoffe							
Achtsamkeit							

So nutzt du die Tabelle:

- Jede Zeile steht für einen Baustein (Schlaf, Ernährung usw.).
- Jede Spalte steht für einen Tag der Woche.
- Statt nur ein Kreuz zu machen, markierst du mit Pfeilen, wie gut es dir gelungen ist: (↑ = gut gemacht, → = teilweise umgesetzt, ↓ = nicht gemacht).

So erkennst du auf einen Blick, wo du im Gleichgewicht bist – und wo du nächste Woche nachjustieren kannst.

Reflexion am Ende der Woche:

- Was hat mir spürbar geholfen?
- Wo habe ich noch Lücken?
- Welchen Baustein will ich nächste Woche stärker einplanen?

Und wie geht's weiter?

Mit diesen Werkzeugen hast du den Code entschlüsselt: Du kennst die Bausteine, die Tagesroutinen und die wöchentliche Überprüfung. Im nächsten Schritt gießen wir das Ganze in konkrete Tabellen – ein 30-Tage-Programm, das alle Teile des Codes Schritt für Schritt verbindet.

Motivation und Vorbereitung

- Lass dich bewusst auf die 30 Tage ein – nicht als Pflichtprogramm, sondern als Experiment mit dir selbst.
- Such dir eine gute Zeit für den Start aus: am besten eine Phase, in der du nicht ohnehin völlig überlastet bist.
- Setz dir realistische Ziele: Es geht nicht um Perfektion, sondern um Fortschritt.
- Denke an deine Umgebung: Partner, Kinder, Kolleginnen und Kollegen, alle beeinflussen deinen Alltag. Ein bisschen Unterstützung macht vieles leichter.
- Halte Notizblock oder Journal bereit, um deine Erfahrungen festzuhalten.
- Wirf vorab einen Blick auf die Checklisten und Wochenpläne – so weißt du, was auf dich zukommt.
- Überlege, welche Nahrungsergänzungen für dich sinnvoll sein könnten, und besorge sie rechtzeitig.
- Richte dir deine Umgebung ein: Abendlicht dimmen, Blaulichtfilter aktivieren, gesunde Snacks griffbereit halten.
- Plane kleine Routinen im Kalender ein – Schlafenszeiten, Essenszeiten, Bewegung, Pausen. Wenn sie einmal stehen, musst du nicht mehr jeden Tag neu entscheiden.

Dies gilt für das gesamte Reset-Programm

» Schlafhygiene – Basis für alle Wochen

Feste Zeiten, kühles, dunkles Zimmer, abends Licht runter, kurzes Ritual. Diese Punkte gelten immer – nicht nur an ausgewählten Tagen.

» Digitale Abendroutine – Basis für alle Wochen

Handy rechtzeitig „in den Feierabend", Social Media am Abend meiden, Nachtmodus, idealerweise kein Handy im Schlafzimmer.

» Supplements (hier: Nahrungsergänzungsmittel) – so liest du die Empfehlungen

Das Buch nennt wirksame Optionen. Man sollte klein beginnen und sich Schritt für Schritt herantasten. Die genannten Vorschläge sind als Orientierung gedacht, nicht als Pflichtprogramm. Jeder Mensch reagiert unterschiedlich, daher ist es wichtig, individuell herauszufinden, was passt – und nicht alles auf einmal umzusetzen. Für alle Nahrungsergänzungsmittel gilt: Eine Einnahme sollte unbedingt medizinisch abgeklärt werden, insbesondere bei bestehenden Vorerkrankungen oder wenn bereits Medikamente eingenommen werden.

14 Das 30-Tage-Reset-Programm

Ein gesunder Cortisolrhythmus stellt sich nicht über Nacht wieder ein. Wer über längere Zeit unter Stress stand, zu wenig geschlafen hat oder in ungesunde Routinen geraten ist, braucht Geduld. Je nach Ausgangslage dauert es Wochen bis Monate, bis die HPA-Achse (Hypothalamus-Hypophysen-Nebennierenrinden-Achse) wieder in Balance kommt. Erste Verbesserungen – mehr Energie am Morgen, ruhigere Nächte, stabilere Stimmung – zeigen sich jedoch oft schon nach acht bis zwölf Wochen, wenn konsequent an den richtigen Stellschrauben gedreht wird.

Der 30-Tage-Cortisol-Reset ist eine Einladung, den Einstieg zu finden. Er bündelt alle Bausteine des Cortisol-Codes in einem klaren Fahrplan: Schlaf, Ernährung, Training, Entspannung, Licht und Natur, Medien, Mikronährstoffe und Achtsamkeit. Woche für Woche kommen neue Elemente hinzu, sodass sich Schritt für Schritt ein stabiles Muster ergibt.

- In Woche 1 legen wir das Fundament mit Schlaf und Ernährung.
- In Woche 2 verbinden wir Bewegung mit körperlicher Entspannung.
- In Woche 3 stärken wir den Tagesrhythmus durch Licht und Natur und bringen Ordnung in den Medienkonsum.
- In Woche 4 folgt der Feinschliff: Mikronährstoffe und Achtsamkeit helfen, das Programm nachhaltig zu verankern.

So entsteht in vier Stufen ein Reset, der den Cortisolspiegel beruhigt und den Körper wieder in seine natürliche Balance zurückführt.

Woche 1 – Schlaf und Ernährung

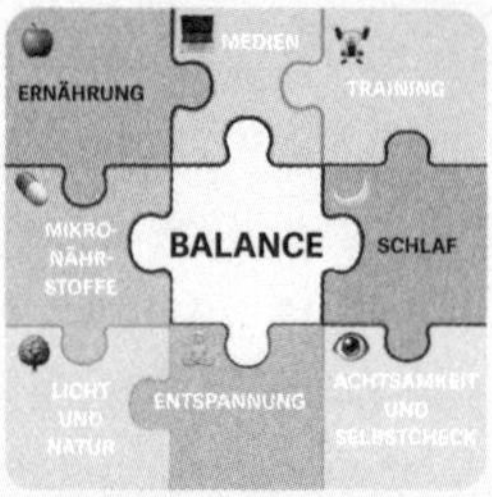

Wochenfokus und Ziel
Diese Woche legt das Fundament: erholsamer Schlaf und stabile Ernährung. Dein Ziel: Abendcortisol senken und Morgenenergie stärken, Blutzuckerschwankungen vermeiden, innere Ruhe fördern und Routinen morgens wie abends bewusst gestalten.

Schlaf
Abends sinkt Cortisol natürlicherweise ab, damit wir einschlafen können. Im Tiefschlaf regenerieren Körper, Gehirn und Immunsystem.

↓

Schlaf – Fokus
- Feste Zeiten: möglichst jeden Tag ähnlich ins Bett gehen und aufstehen
- Abendfenster beachten: 60–120 Minuten vor dem Schlaf Bildschirme meiden, Licht dimmen
- Kurzes Ritual: 4–7–8-Atmung oder Bodyscan, lauwarmes Bad oder Tee

Ernährung
Sie stabilisiert den Blutzucker, liefert Baustoffe für Nerven und Muskeln und bremst stille Entzündungen.

↓

Ernährung – Fokus
- Viel Gemüse, Hülsenfrüchte, Beeren
- Gesunde Fette (z. B. Omega-3-Fettsäure aus Fisch oder Leinsamen)
- Eiweiß zu jeder Hauptmahlzeit.
- Zucker und Alkohol reduzieren
- Regelmäßige Mahlzeiten statt Dauersnacks

Supplements*
- Magnesium (200–400 mg abends): muskel- und nervenentspannend.
- Vitamin C (500–1000 mg morgens): schützt Nebennieren, antioxidativ.
- B-Komplex (1 Kapsel morgens, aktivierte Formen): unterstützt Energie, Neurotransmitter und Hormonbalance.
- Zink (15–25 mg abends): stärkt Immunsystem und Stressresistenz.
- Omega-3-Fettsäure (1000 mg EPA/DHA morgens): entzündungshemmend, Basis für gesunden Stoffwechsel.

* Die genannten Supplements sind Empfehlungen, die individuell angepasst werden sollten. Wirkung und Verträglichkeit können von Person zu Person unterschiedlich sein. Im Zweifel ist es sinnvoll, Rücksprache mit einem Arzt oder Therapeuten zu halten, besonders bei bestehenden Erkrankungen oder Medikamenteneinnahme.

Morgenroutine

- 10 Min. Bewegung oder Dehnen
- 1 Glas Wasser + Eiweiß
- 20 Min. Tageslicht am offenen Fenster oder draußen

Abendroutine

- Digitalstopp 60 Min. vor dem Schlaf
- Licht dimmen, lauwarmes Bad oder warme Dusche
- 4–7–8-Atmung im Bett, Schlafzimmer kühl und dunkel

Deine Wochenimpulse

Montag: Schlaf: 30 Minuten Spaziergang am Nachmittag, um abends besser herunterzufahren. Ernährung: Frühstück mit Haferbrei, Beeren und Nüssen.

Dienstag: Schlaf: 10 Minuten Yoga am Morgen. Ernährung: Mittagessen mit Salat, Hülsenfrüchten und Olivenöl.

Mittwoch: Schlaf: Lockeres Joggen (30–40 Minuten), danach kurze Atemübung für Regeneration. Ernährung: Abends Ofengemüse mit Eiweißbeilage.

Donnerstag: Schlaf: Entspannender Spaziergang in der Natur (45 Minuten). Ernährung: Abends Kabeljau mit Gemüse.

Freitag: Schlaf: 20 Minuten Yoga am Abend, kombiniert mit 4–7–8-Atmung. Ernährung: Curry mit Kokosgemüse – viele Gewürze, gesunde Fette.

Samstag: Schlaf: Lockeres Schwimmen oder Radfahren, danach bewusstes Cool-down. Ernährung: Abends Hähnchen mit Süßkartoffeln und frischem Salat.

Sonntag: Schlaf: Wandern in ruhigem Tempo, früh abends Ritual mit Journaling oder Tee. Ernährung: Abendessen Minestrone – leichte Gemüsesuppe.

Zielcheck

- Einschlafzeit ≤ 20 Min? ☐
- Morgens klarer im Kopf? ☐
- Keine Heißhunger-Spitzen? ☐
- → Dann liegst du richtig.

Rituale der Woche

- 4–7–8-Atmung oder Bodyscan
- Lauwarmes Bad oder eine Tasse Tee
- 10 Minuten Journaling
- Kurzer Abendspaziergang

Checkliste der Woche

- 5–7 Nächte mit fester Bettzeit ☐
- 5 Tage ohne Bildschirmzeit abends ☐
- Täglich 1 × Beeren/Obst + täglich 2 × Gemüse ☐
- Zucker/Alkohol deutlich reduziert ☐
- Mindestens 3 Bewegungseinheiten ☐
- Abendritual angewendet ☐
- Morgenroutine ausprobiert ☐
- Supplements eingeführt ☐
- 1 Achtsamkeitsübung pro Tag ☐

Woche 2 – Training und Entspannung

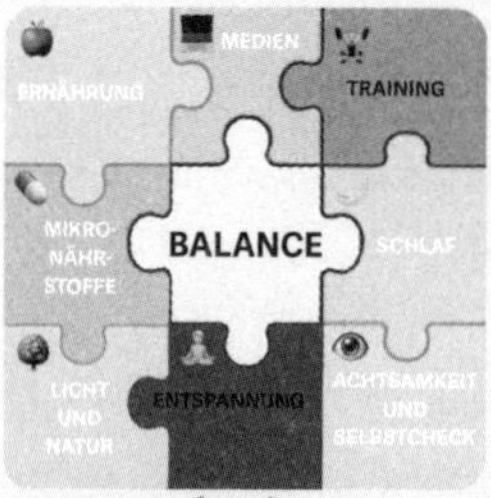

Wochenfokus und Ziel
Diese Woche bringt dich in Bewegung – aber mit Maß. Dein Ziel: Belastung bewusst zu dosieren, Erholung einzuplanen und Cortisol in den gesunden Rhythmus zu führen. So spürst du Energie, Klarheit und Ausgeglichenheit, statt dich zu verausgaben oder ins Übertraining zu geraten.

Training
Richtig dosiert, stärkt es Muskeln, Herz und Nerven, stabilisiert Cortisol.

↓

Training – Fokus
- 3–5 × moderate Ausdauer (40–60 Min.)
- 2–3 × Kraft (30–45 Min.)
- Intensiver eher nachmittags, morgens nur leicht
- 1–2 Tage aktive Regeneration (Spaziergang, Sauna, Schwimmen)

↑

Entspannung
So wichtig wie Belastung, und sorgt für Ausgleich und innere Ruhe.

↓

Entspannung – Fokus
- 10–20 Min. Atemübungen (Box, 4-7-8)
- Progressive Muskelrelaxation oder Yin-Yoga
- Naturzeit: täglich 20 Min. draußen ohne Handy
- Wärmeanwendungen oder Sauna 1–2 × pro Woche

↑

Supplements*
In dieser Woche kannst du die Regeneration nach dem Training unterstützen:
- Phosphatidylserin (300 mg abends): senkt Cortisolspitzen nach Belastung, verbessert Schlaf.
- Glycin (3 g abends, Pulver oder Kapseln): fördert Tiefschlaf und Muskelregeneration.
- Taurin (500–1000 mg morgens oder vor dem Training): stabilisiert Nervensystem, unterstützt Muskelfunktion.
- Coenzym Q10 (100–200 mg morgens): stärkt Mitochondrien und Ausdauer, reduziert Erschöpfung.
- L-Carnitin (1000–2000 mg morgens oder vor dem Training): verbessert Fettstoffwechsel und Energieversorgung.

* Die genannten Supplements sind Empfehlungen, die individuell angepasst werden sollten. Wirkung und Verträglichkeit können von Person zu Person unterschiedlich sein. Im Zweifel ist es sinnvoll, Rücksprache mit einem Arzt oder Therapeuten zu halten, besonders bei bestehenden Erkrankungen oder Medikamenteneinnahme.

Morgenroutine

- 15 Min. Spaziergang oder lockeres Radfahren
- 1 Glas Wasser + leichter Protein-Snack
- 5 Min. Atemmeditation im Sitzen

Abendroutine

- 20 Min. Stretching oder Faszienrolle nach dem Training
- Wärmende Teemischung (z. B. Kamille, Melisse)
- 10 Min. PMR oder Bodyscan, Licht gedimmt

Deine Wochenimpulse

Montag: Training: 40 Min. Radfahren in moderatem Tempo. Entspannung: 10 Min. Atemübung nach dem Abendessen.

Dienstag: Training: 30 Min. Yoga mit Fokus auf Beweglichkeit. Entspannung: Journaling im Kerzenschein vor dem Schlafengehen.

Mittwoch: Training: 45 Min. Spaziergang zügig in der Natur. Entspannung: 10 Min. PMR im Liegen, ganz bewusst loslassen.

Donnerstag: Training: 30 Min. Krafttraining (Ganzkörper, moderat). Entspannung: 4–7–8-Atmung im Bett, Licht vorher dimmen.

Freitag: Training: 30 Min. Schwimmen, gleichmäßig und locker. Entspannung: Sauna oder warmes Bad am Abend.

Samstag: Training: 40 Min. Joggen, Talk-Test-Niveau. Entspannung: 10 Min. Yin-Yoga, sanftes Dehnen.

Sonntag: Training: 60 Min. Spaziergang im Grünen, ohne Handy. Entspannung: 5 Min. Meditation draußen, Fokus auf Atmung.

Zielcheck

- Schlaf stabil und erholsam? ☐
- Training wirkt belebend statt erschöpfend? ☐
- Mehr Ruhe nach Entspannungsübungen spürbar? ☐
- Mindestens 1 aktiver Regenerationstag umgesetzt? ☐

Rituale der Woche

- 10 Min. Yoga am Morgen
- 10 Min. PMR am Abend

Checkliste der Woche

- 2 Ausdauereinheiten (je 40–60 Min.) ☐
- 2 Krafteinheiten (je 30–45 Min.) ☐
- 3 Einheiten Entspannung (Yoga, PMR, Atem) ☐
- Morgenroutine täglich umgesetzt ☐
- 1 Sauna- oder Wärmeanwendung ☐
- 1 langen Spaziergang gemacht ☐
- 1 Training im Freien praktiziert ☐
- Abendritual 3 × durchgeführt ☐

Woche 3 – Licht und Natur und Medien

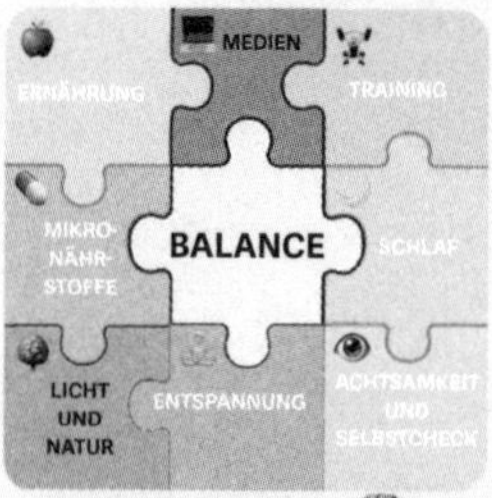

Wochenfokus und Ziel
Diese Woche lenkst du den Blick nach außen. Dein Ziel: Morgens den Tag mit Tageslicht starten, tagsüber kleine Naturmomente einbauen und abends den digitalen Lärm bewusst reduzieren. So findest du zurück zu einem stabilen Rhythmus und mehr innerer Balance.

Licht und Natur
Helligkeit und Naturreize stabilisieren deinen Cortisolrhythmus und bringen Körper und Geist in Einklang.

Licht und Natur – Fokus
- Morgens 15–20 Min. ins Tageslicht gehen
- Mittags 10 Min. frische Luft ohne Handy
- 1–2 längere Spaziergänge pro Woche im Grünen
- Vitamin-D-Spiegel im Herbst/Winter prüfen

Medien
Digitale Klarheit schützt vor Reizüberflutung und senkt unbewusste Cortisolspitzen.

Medien – Fokus
- Push-Nachrichten ausschalten
- Feste Medienslots statt Dauerstrom
- 1–2 Std. vor dem Schlafengehen bildschirmfrei
- Ein Offline-Block pro Woche („Digital Sabbath")

Supplements*
Für einen stabilen Tagesrhythmus und weniger digitale Unruhe:
- Vitamin D (1000–2000 IE morgens): stützt Immunfunktion und Cortisolrhythmus.
- L-Theanin (100–200 mg abends): beruhigt nach Bildschirmzeit, verbessert Fokus.
- Safran-Extrakt (30 mg morgens): hebt Stimmung, wirkt bei Stress und Reizüberflutung.
- Melatonin (0,5–1 mg abends, nur bei Bedarf): unterstützt Einschlafen bei verschobenem Rhythmus.
- Astaxanthin (4–8 mg morgens): starkes Antioxidans, schützt Zellen vor oxidativem Stress.

* Die genannten Supplements sind Empfehlungen, die individuell angepasst werden sollten. Wirkung und Verträglichkeit können von Person zu Person unterschiedlich sein. Im Zweifel ist es sinnvoll, Rücksprache mit einem Arzt oder Therapeuten zu halten, besonders bei bestehenden Erkrankungen oder Medikamenteneinnahme.

Morgenroutine
- 10 Min. barfuß im Garten, Balkon oder Park laufen
- 1 Glas Wasser mit Zitronenscheibe
- 5 Min. Achtsamkeitsübung: bewusst sehen, hören, riechen

Abendroutine
- 15 Min. Spaziergang ohne Handy, nur Naturgeräusche
- Glas Kräutertee, Kerzenlicht oder Salzlampe
- Journaling: Drei Dinge notieren, für die du dankbar bist

Deine Wochenimpulse

Montag: Licht/Natur: 20 Min. Spaziergang vor der Arbeit. Medien: E-Mails nur zu festen Zeiten checken.

Dienstag: Licht/Natur: 10 Min. Mittagspause draußen ohne Handy. Medien: Abends 60 Min. bildschirmfrei, Buch oder Musik.

Mittwoch: Licht/Natur: 30 Min. im Grünen, Fokus auf Atmung. Medien: Push-Nachrichten tagsüber ausschalten.

Donnerstag: Licht/Natur: Morgens 15 Min. Sonnenlicht tanken. Medien: Chats bündeln, feste Slots statt Dauerstrom.

Freitag: Licht/Natur: Spaziergang im Park am Nachmittag. Medien: Sonnenuntergang bewusst wahrnehmen.

Samstag: Licht/Natur: 60 Min. Wandern oder Radfahren draußen. Medien: Halber Tag offline, Handy bewusst weglegen.

Sonntag: Licht/Natur: 20 Min. ruhiger Spaziergang im Wald. Medien: Keine Nachrichten, Fokus auf Erholung.

Zielcheck
- Morgens Licht getankt und frische Energie gespürt? ☐
- Abends mind. 60 Min. ohne Bildschirm ausgehalten? ☐
- Mindestens 3 kleine Naturmomente erlebt? ☐
- Weniger Unruhe durch geordnete Medienzeiten? ☐

Rituale der Woche
- Morgenlicht bewusst spüren.
- Täglich 1 × bewusst tief atmen.

Checkliste der Woche
- 5 × morgens 15 Min. Tageslicht gesammelt ☐
- Abends Kerzenlicht statt Bildschirm genutzt ☐
- 3 × Spaziergang in der Natur (≥ 20 Min.) ☐
- 3 × abends medienfreie Stunde eingehalten ☐
- 1 kompletten „Offline-Block“ umgesetzt ☐
- Morgen- und Abendroutine täglich angewendet ☐

Woche 4 – Mikronährstoffe und Achtsamkeit

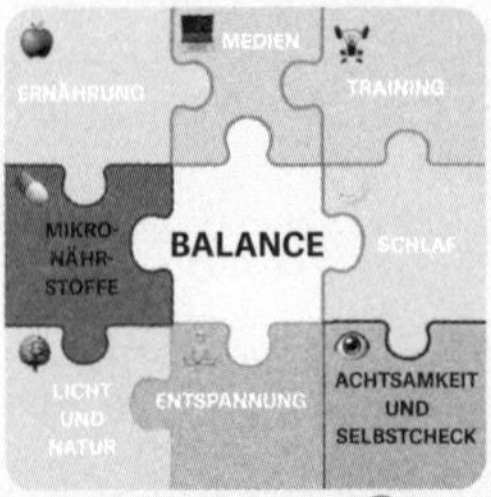

Wochenfokus und Ziel
Diese Woche geht es um gezielten Feinschliff. Mikronährstoffe aus frischen Lebensmitteln und, wo sinnvoll, aus gezielten Ergänzungen beruhigen die Stressachse, dämpfen Entzündungen und stabilisieren Energie und Schlaf. Gleichzeitig verankerst du Achtsamkeit im Alltag und hältst dauerhaft Balance.

Mikronährstoffe
Mikronährstoffe versorgen die Stressachse, beruhigen Entzündungen und stärken Energie und Schlaf.

Mikronährstoffe – Fokus
- Täglich 5 Portionen Gemüse/Obst.
- Täglich Nüsse, Kerne oder Hülsenfrüchte einbauen
- Hochwertige Öle und Omega-3-Quellen nutzen
- Ergänzend gezielt Supplements
- Viel trinken: Wasser, Kräutertee, Goldene Milch

Achtsamkeit
Sie sorgt mit Selbstchecks, Journaling und bewusster Wahrnehmung für eine gesunde Balance.

Achtsamkeit – Fokus
- 60-Sekunden-Selbstcheck am Morgen
- 3 Zeilen Journaling am Abend
- HRV oder Ruhepuls beobachten, wenn möglich
- 5–10 Min. Atemübung oder Bodyscan täglich

Supplements*
- Ashwagandha (300–600 mg morgens): balanciert Stressachse, fördert Ruhe
- Rhodiola (200–400 mg vormittags): gibt Energie, steigert Resilienz.
- Curcumin mit Piperin (500 mg mittags): stark entzündungshemmend, antioxidativ, unterstützt Gelenke und Gehirn.
- Resveratrol (100–200 mg morgens): aktiviert Sirtuine, schützt Zellen und Stoffwechsel, Anti-Aging-Effekt.
- Probiotikum (nach Herstellerangabe, morgens): stärkt Darmflora und Darm-Hirn-Achse, verbessert Stressregulation.
- Heiliger Basilikum/Tulsi (300 mg morgens): senkt Stresshormone, beruhigend.
- Panax Ginseng (200–400 mg vormittags): Energie, Ausdauer, Stressresistenz.

* Die genannten Supplements sind Empfehlungen, die individuell angepasst werden sollten. Wirkung und Verträglichkeit können von Person zu Person unterschiedlich sein. Im Zweifel ist es sinnvoll, Rücksprache mit einem Arzt oder Therapeuten zu halten, besonders bei bestehenden Erkrankungen oder Medikamenteneinnahme.

Morgenroutine

- 10 Min. Sonnengruß oder einfache Yoga-Flow-Sequenz
- 1 Glas Wasser + Eiweiß, Supplemente einnehmen
- 60-Sekunden-Selbstcheck: Wie fühle ich mich heute?

Abendroutine

- 15 Min. sanftes Yin-Yoga oder Dehnen am Boden
- 1 Glas warme Goldene Milch (Kurkuma + Ingwer + Pflanzenmilch)
- 5 Min. Meditation im Liegen, Gedanken bewusst loslassen

Deine Wochenimpulse

Montag: Mikronährstoffe: Bunter Smoothie zum Frühstück. Achtsamkeit: 60-Sekunden-Check nach dem Aufstehen.

Dienstag: Mikronährstoffe: Nüsse oder Samen in den Salat. Achtsamkeit: Journaling am Abend, drei Zeilen genügen.

Mittwoch: Mikronährstoffe: Curry mit Kurkuma und Gemüse. Achtsamkeit: 5 Min. Atemübung vor dem Schlafengehen.

Donnerstag: Mikronährstoffe: Omega-3-Quelle wie Lachs oder Leinöl. Achtsamkeit: HRV oder Ruhepuls kontrollieren.

Freitag: Mikronährstoffe: Probiotisches Lebensmittel (Sauerkraut, Joghurt). Achtsamkeit: Dankbarkeitsnotiz im Journal.

Samstag: Mikronährstoffe: Rote Bete oder Beeren in den Tag einbauen. Achtsamkeit: 10 Min. Bodyscan auf der Matte.

Sonntag: Mikronährstoffe: Goldene Milch (Milch mit Kurkuma und Ingwer) als Abendritual. Achtsamkeit: Wochenrückblick schriftlich festhalten.

↓

Zielcheck

- Tagesenergie stabiler? ☐
- Einschlafen leichter, Schlaf erholter? ☐
- Weniger Heißhunger/Süßgelüste? ☐
- Selbstcheck im grünen Bereich (Ruhepuls/HRV im Rahmen)? ☐

Rituale der Woche

- Grüner Smoothie am Morgen als Mikronährstoff-Kick
- 10 Min. Journaling am Abend

Checkliste der Woche

- Morgen- und Abendroutine ☐
- Supplements eingenommen ☐
- 5 × morgens Selbstcheck ☐
- 3 × abends Journaling oder kurzer Rückblick ☐
- 5 × buntes Gemüse gegessen ☐
- 3 × Nüsse oder Samen gegessen ☐
- 2 × HRV oder Ruhepuls gemessen ☐
- 2 × Goldene Milch oder Kräutertee abends getrunken ☐
- 1 × Stresssituation entschärft ☐

15 Ernährung im Zeichen des Codes

Du hast in diesem Buch viel darüber gelernt, wie sehr Ernährung deinen Cortisolspiegel beeinflusst. Hier findest du nun einige beispielhafte Rezepte. Sie sind nicht als starres Programm gedacht, sondern sollen dir Anregungen geben, wie du mit einfachen Zutaten deinen Körper entlasten und dein Stresssystem beruhigen kannst.

Im Mittelpunkt stehen Lebensmittel, die erwiesenermaßen eine positive Wirkung haben. Viel buntes Gemüse liefert Ballaststoffe und Magnesium, hält satt und versorgt dich mit Nährstoffen, die deine Nerven und Muskeln brauchen. Eiweißquellen wie Fisch, Hülsenfrüchte, Eier oder Tofu stabilisieren den Blutzucker und geben dir Energie über den ganzen Tag. Gesunde Fette – vor allem Omega-3-Fettsäuren aus Lachs, Nüssen, Samen oder Leinöl – wirken entzündungshemmend und können Cortisolspitzen abfedern. Polyphenole aus Beeren, Kräutern und Gewürzen erhöhen die Resilienz gegenüber Stress und stärken das Immunsystem.

Die Rezepte sind bewusst unkompliziert gehalten. Du brauchst keine außergewöhnlichen Zutaten und auch keine komplizierte Zubereitung. Alle Gerichte sind auf zwei Portionen berechnet, lassen sich aber problemlos verdoppeln oder halbieren.

Wichtig ist nicht, dass du jedes Rezept exakt befolgst, sondern dass du das Prinzip dahinter verstehst: die kluge Kombination von Eiweiß, gesunden Fetten, ballaststoffreichen Kohlenhydraten (soweit Du nicht Low Carb isst) und frischen Pflanzenstoffen. Wenn du diese Logik einmal verinnerlicht hast, kannst du ganz leicht eigene Varianten entwickeln und die Gerichte an deinen Geschmack und deinen Alltag anpassen.

Grundsätzliche Tipps für das Kochen mit dem Cortisol-Code

- **Öle klug wählen:** Olivenöl und Rapsöl sind hitzestabil, Leinöl nur kalt verwenden, Kokosöl sparsam einsetzen.
- **Viel Gemüse:** Jede Mahlzeit sollte mindestens eine Portion Gemüse enthalten – für Ballaststoffe, Magnesium und sekundäre Pflanzenstoffe.
- **Eiweiß nicht vergessen:** Pro Mahlzeit eine Eiweißquelle einbauen (z. B. Fisch, Hülsenfrüchte, Eier, Tofu).
- **Blutzucker stabil halten:** Komplexe Kohlenhydrate bevorzugen (z. B. Quinoa, Vollkorn, Hülsenfrüchte, soweit Du nicht Low Carb isst) – einfache Zucker reduzieren.
- **Sanft garen:** Gemüse lieber dämpfen oder dünsten, nicht totkochen – so bleiben Nährstoffe erhalten.
- **Frische Kräuter nutzen:** Petersilie, Dill, Basilikum oder Koriander bringen nicht nur Geschmack, sondern auch Antioxidantien.
- **Auf Vorrat kochen:** Viele Rezepte lassen sich am nächsten Tag kalt essen – spart Zeit und hält Routinen leichter ein.
- **Gewürze einsetzen:** Kurkuma, Ingwer, Zimt oder Pfeffer wirken entzündungshemmend und passen in viele Gerichte.
- **Flüssigkeit:** Begleitend ausreichend Wasser oder ungesüßten Tee trinken – auch das hilft, Cortisol zu regulieren.

Quinoa-Bowl mit Lachs, Avocado und Brokkoli

Zutaten (für 2 Portionen)

- 100 g Quinoa (roh)
- 1 kleiner Brokkoli (ca. 200 g)
- 2 Lachsfilets (je ca. 150 g)
- 2 EL Olivenöl
- Salz und Pfeffer
- 1 Avocado
- Saft von ½ Zitrone
- Frischer Dill oder Petersilie

Zubereitung

- Quinoa nach Packungsanleitung kochen.
- Brokkoli in Röschen teilen und dämpfen oder in wenig Wasser dünsten.
- Lachsfilets in 1 EL Olivenöl anbraten oder im Ofen garen; mit Salz und Pfeffer würzen.
- Avocado in Scheiben schneiden.
- Alles in einer Bowl anrichten, mit Zitronensaft, Kräutern und 1 EL Olivenöl beträufeln.

Vorteil: Eine ausgewogene Bowl mit viel Eiweiß, gesunden Fetten und Ballaststoffen – macht satt und versorgt den Körper mit wichtigen Nährstoffen.
Cortisol-Effekt: Omega-3-Fettsäuren aus dem Lachs und Magnesium aus Quinoa unterstützen die Stressachse und senken entzündliche Prozesse.

Tipps

- Wer Quinoa nicht verträgt, kann auf Hirse oder Buchweizen ausweichen.

Nährwerte pro Portion (ø): Kalorien: ca. 540 kcal | Eiweiß: 35 g | Fett: 28 g | Kohlenhydrate: 32 g | Ballaststoffe: 8 g

Haferflocken mit Heidelbeeren, Walnüssen und Zimt

Zutaten (für 2 Portionen)

- 100 g Haferflocken (zart oder kernig)
- 400 ml ungesüßte Pflanzenmilch (z. B. Mandel)
- 2 TL Zimt
- 2 TL Honig oder Ahornsirup
- 150 g Heidelbeeren (frisch oder TK)
- 30 g Walnüsse, grob gehackt

Zubereitung

- Haferflocken mit Pflanzenmilch aufkochen und ca. 5 Minuten sanft köcheln lassen.
- Mit Zimt, Honig/Sirup, Heidelbeeren und Walnüssen toppen.

Vorteil: Sättigendes Frühstück mit komplexen Kohlenhydraten, Eiweiß und Antioxidantien – hält lange vor und sorgt für stabile Energie.
Cortisol-Effekt: Ballaststoffe stabilisieren den Blutzucker, Zimt dämpft Insulinspitzen und damit Cortisolreaktionen.

Tipps

- Mit Mandelmilch statt Kuhmilch zubereiten für leichtere Verträglichkeit.
- Wer empfindlich auf Nüsse reagiert, kann Sonnenblumenkerne verwenden.

Nährwerte pro Portion (ø): Kalorien: ca. 390 kcal | Eiweiß: ≈ 11 g | Fett: ≈ 16 g | Kohlenhydrate: ≈ 48 g | Ballaststoffe: ≈ 7 g

Linsensuppe mit Kurkuma und Spinat

Zutaten (für 2 Portionen)

- 1 Zwiebel, gewürfelt
- 2 Knoblauchzehen, gehackt
- 1 EL Olivenöl
- 1 TL Kurkuma
- 1 TL Kreuzkümmel
- 150 g rote Linsen (roh, gewaschen)
- 600 ml Gemüsebrühe
- 1 Handvoll frischer Spinat
- Salz und Pfeffer

Zubereitung

- Zwiebel und Knoblauch in Olivenöl glasig andünsten.
- Kurkuma und Kreuzkümmel zugeben, kurz mitrösten.
- Linsen und Brühe einrühren, ca. 20 Minuten köcheln lassen.
- Spinat unterheben, bis er zusammenfällt. Mit Salz und Pfeffer abschmecken.

Vorteil: Wärmende Suppe mit reichlich Eiweiß, Ballaststoffen und sekundären Pflanzenstoffen – ideal als Hauptmahlzeit.
Cortisol-Effekt: Kurkuma wirkt entzündungshemmend und senkt stille Entzündungen, die die Stressachse belasten.

Tipps

- Bei empfindlichem Magen rote statt braune Linsen verwenden.
- Mit Kokosmilch verfeinern für cremigere Konsistenz.

Nährwerte pro Portion (ø): Kalorien: ca. 310 kcal | Eiweiß: ≈ 17 g | Fett: ≈ 7 g | Kohlenhydrate: ≈ 45 g | Ballaststoffe: ≈ 12 g

Grünkohl-Smoothie mit Banane und Mandeln

Zutaten (für 2 Portionen)

- 2 Bananen
- 2 Handvoll frischer Grünkohl (ohne harte Rippen)
- 400 ml ungesüßte Mandelmilch
- 2 TL Mandelmus
- 2 TL Chiasamen
- ½ TL Zimt

Zubereitung

- Alle Zutaten in den Mixer geben und fein pürieren.
- Optional mit Eiswürfeln aufmixen und sofort servieren.

Vorteil: Frischer Smoothie mit Vitaminen, Mineralstoffen und gesunden Fetten – versorgt schnell und unkompliziert.
Cortisol-Effekt: Grünkohl liefert Magnesium und Vitamin C, die für die Regulation von Cortisol wichtig sind.

Tipps

- Bei empfindlicher Verdauung Banane durch Beeren ersetzen.
- Wer es cremiger mag, fügt Joghurt hinzu.

Nährwerte pro Portion (ø): Kalorien: ca. 205 kcal | Eiweiß: ≈ 4 g | Fett: ≈ 6 g | Kohlenhydrate: ≈ 32 g | Ballaststoffe: ≈ 7 g

Mediterraner Hirse-Salat mit Kichererbsen

Zutaten (für 2 Portionen)

- 100 g Hirse (roh)
- 1 Dose Kichererbsen (abgespült, abgetropft; ca. 240 g)
- 1 rote Paprika, gewürfelt
- 10 Cherrytomaten, halbiert
- ½ Gurke, gewürfelt
- 2 EL Olivenöl
- 1 EL Zitronensaft
- Salz und Pfeffer
- Frische Minze oder Petersilie

Zubereitung

- Hirse nach Packungsanleitung kochen und abkühlen lassen.
- Mit Kichererbsen und Gemüse vermengen.
- Mit Olivenöl, Zitronensaft, Salz, Pfeffer und gehackten Kräutern abschmecken.

Vorteil: Sättigender Salat mit komplexen Kohlenhydraten, Eiweiß und Ballaststoffen – leicht und trotzdem nährstoffreich.
Cortisol-Effekt: B-Vitamine aus Hirse und pflanzliches Eiweiß aus Kichererbsen unterstützen die Energieproduktion und die Stressresilienz.

Tipps

- Für bessere Verträglichkeit Kichererbsen gründlich abspülen.
- Auch als Meal-Prep für den nächsten Tag geeignet.

Nährwerte pro Portion (ø): Kalorien: ca. 560 kcal | Eiweiß: ≈ 16 g | Fett: ≈ 15 g | Kohlenhydrate: ≈ 65 g | Ballaststoffe: ≈ 12 g

Avocado-Ei-Salat mit Hanfsamen und Rucola

Besonders Low Carb

Zutaten (für 2 Portionen)

- 2 reife Avocados
- 4 hart gekochte Eier
- 2 Handvoll Rucola
- 2 TL Hanfsamen
- 1 EL Olivenöl
- 1 TL Senf
- 1 TL Zitronensaft
- Salz und Pfeffer

Zubereitung

- Eier würfeln und Avocados in Stücke schneiden.
- Mit Rucola, Olivenöl, Senf, Zitronensaft, Salz und Pfeffer vermengen.
- Zum Schluss mit Hanfsamen bestreuen.

Vorteil: Eiweißreich und voller gesunder Fette – ein leichter Salat, der lange satt macht.

Cortisol-Effekt: B-Vitamine aus Eiern und Omega-3 aus Hanfsamen stärken die Nebennieren und wirken stabilisierend auf den Cortisolspiegel.

Tipps

- Hanfsamen bei empfindlichem Magen leicht anrösten.
- Mit etwas Zitronensaft bleibt die Avocado länger frisch

Nährwerte pro Portion (ø): Kalorien: ca. 530 kcal | Eiweiß: ≈ 21 g | Fett: ≈ 45 g | Kohlenhydrate: ≈ 9 g | Ballaststoffe: ≈ 7 g

Ofenlachs mit Zitronen-Spinat und Mandel-Topping

Besonders Low Carb

Zutaten (für 2 Portionen)

- Lachsfilets (je ca. 150–200 g)
- 2 große Handvoll frischer Spinat
- 1 EL Mandelblättchen
- 1 EL Olivenöl
- Saft einer halben Zitrone
- Salz, Pfeffer, Muskat

Zubereitung

- Lachs im Ofen bei 180 °C ca. 15 Minuten garen.
- Spinat in Olivenöl kurz dünsten und mit Zitronensaft, Salz, Pfeffer und Muskat würzen.
- Mit angerösteten Mandelblättchen bestreuen.

Vorteil: Eiweißreiches Ofengericht, reich an Omega-3 und leicht bekömmlich.

Cortisol-Effekt: Omega-3-Fettsäuren dämpfen Entzündungen, Spinat liefert Magnesium für die Stressregulation.

Tipps

- Lachs nicht zu lange garen, sonst wird er trocken.
- Bei Histaminempfindlichkeit frischen Spinat nur kurz dünsten.

Nährwerte pro Portion (ø): Kalorien: ca. 470 kcal | Eiweiß: ≈ 35 g | Fett: ≈ 32 g | Kohlenhydrate: ≈ 3 g | Ballaststoffe: ≈ 2 g

Low-Carb-Omelette mit Pilzen, Zucchini und Kurkuma

Besonders Low Carb

Zutaten (für 1–2 Portionen)

- 3 Eier
- 100 g Champignons, in Scheiben
- ½ Zucchini, geraspelt
- 1 TL Kurkuma
- 1 TL Olivenöl oder Kokosöl
- Salz und Pfeffer
- Frische Kräuter

Zubereitung

- Champignons und Zucchini in Öl kurz anbraten.
- Eier mit Kurkuma verquirlen und in die Pfanne geben.
- Stocken lassen und mit Salz, Pfeffer und frischen Kräutern abschmecken.

Vorteil: Ein schnelles Gericht mit viel Eiweiß, wenig Kohlenhydraten und reichlich Gemüse.
Cortisol-Effekt: Kurkuma wirkt entzündungshemmend, Eiweiß stabilisiert den Blutzucker und entlastet die Stressachse.

Tipps

- Bei empfindlichem Magen Gemüse vorher kurz dünsten.
- Mit Kräutern wie Petersilie oder Schnittlauch abschmecken.

Nährwerte pro Portion (ø): Kalorien: ca. 270 kcal | Eiweiß: ≈ 17 g | Fett: ≈ 20 g | Kohlenhydrate: ≈ 4 g | Ballaststoffe: ≈ 3 g

Gurken-Feta-Salat mit Walnüssen und Dill

Besonders Low Carb

Zutaten (für 2 Portionen)

- große Salatgurke
- 150 g Feta
- 1 Handvoll Walnüsse
- Frischer Dill
- 1 EL Olivenöl
- 1 TL Apfelessig
- Salz und Pfeffer

Zubereitung

- Gurke in Scheiben schneiden und Feta würfeln.
- Mit Öl, Essig, Salz und Pfeffer vermengen.
- Dill hacken und Walnüsse darüberstreuen.

Vorteil: Erfrischender, leichter Salat mit viel Flüssigkeit und gesunden Fetten – perfekt für warme Tage.

Cortisol-Effekt: Omega-3-Fettsäure aus Walnüssen und sekundäre Pflanzenstoffe aus Gurke wirken entzündungshemmend und beruhigend auf die Stressachse.

Tipps

- Walnüsse vor dem Verzehr frisch knacken, dann bleiben sie aromatisch.
- Bei empfindlichem Magen Gurke schälen.

Nährwerte pro Portion (ø): Kalorien: ca. 360 kcal | Eiweiß: ≈ 13 g | Fett: ≈ 30 g | Kohlenhydrate: ≈ 7 g | Ballaststoffe: ≈ 3 g

Hähnchenbrust auf Zucchini-Nudeln mit Basilikum-Pesto

Besonders Low Carb

Zutaten (für 2 Portionen)

- 2 Hähnchenbrustfilets
- 2 Zucchini (zu „Zoodles“ spiralisieren)
- 1 EL Olivenöl oder Kokosöl
- 2 EL grünes Pesto (Basilikum, Olivenöl, Pinienkerne)

Zubereitung

- Hähnchenbrust in Öl anbraten und durchgaren.
- Zoodles kurz in der Pfanne schwenken oder roh servieren.
- Mit Hähnchen und Pesto anrichten.

Vorteil: Eiweißreiches Hauptgericht mit viel Gemüse und gesunden Fetten – sättigend bei wenigen Kohlenhydraten.
Cortisol-Effekt: Gesunde Fette aus Nüssen und Eiweiß aus dem Huhn halten den Blutzucker stabil und entlasten so die Cortisolproduktion.

Tipps

- Zucchini-Nudeln erst kurz vor dem Servieren anbraten, sonst werden sie wässrig.
- Pesto selbst machen – so vermeidet man versteckten Zucker.

Nährwerte pro Portion (ø): Kalorien: ca. 400 kcal | Eiweiß: ≈ 36 g | Fett: ≈ 24 g | Kohlenhydrate: ≈ 6 g | Ballaststoffe: ≈ 3 g

Hähnchen-Zucchini-Pfanne mit Rosmarin

Besonders Low Carb

Zutaten (für 2 Portionen)

- 2 Hähnchenbrustfilets (je ca. 150 g)
- 2 Zucchini
- 1 rote Paprika
- 1 Zwiebel
- 2 EL Olivenöl
- 1 Zweig frischer Rosmarin
- Salz, Pfeffer

Zubereitung

- Gemüse würfeln, Hähnchen in Stücke schneiden. Öl erhitzen, Fleisch rundum anbraten, dann das Gemüse zugeben und bei mittlerer Hitze garen. Mit Rosmarin und Gewürzen abschmecken.

Vorteil: Ein eiweißreiches Gericht mit viel Gemüse, das lange satt macht und leicht verdaulich ist.

Cortisol-Effekt: Eiweiß aus Huhn und Magnesium aus Zucchini stabilisieren den Blutzuckerspiegel und verhindern Cortisolspitzen nach dem Essen.

Tipps

- Das Gericht lässt sich mit Pilzen oder anderem Gemüse abwandeln. Dank seiner leichten Verdaulichkeit ist es auch für empfindliche Mägen gut geeignet.

Nährwerte pro Portion (ø): Kalorien: ca. 340 kcal | Eiweiß: 42 g | Fett: 15 g | Kohlenhydrate: 10 g | Ballaststoffe: 4 g

Brokkoli-Käse-Auflauf

Besonders Low Carb

Zutaten (für 2 Portionen)

- 400 g Brokkoliröschen
- 2 Eier
- 150 g Hüttenkäse
- 50 g geriebener Käse (z. B. Emmentaler)
- Salz, Muskat

Zubereitung

- Brokkoli kurz blanchieren und in eine Auflaufform geben. Eier mit Hüttenkäse und Gewürzen verquirlen, darüber gießen, mit Käse bestreuen. Bei 180 °C ca. 25 Minuten backen.

Vorteil: Der Auflauf ist eiweiß- und ballaststoffreich, sättigt langanhaltend und ist unkompliziert zuzubereiten.
Cortisol-Effekt: Vitamin C und Magnesium aus Brokkoli stärken die Stressachse und helfen, Cortisol im Gleichgewicht zu halten.

Tipps

- Der Auflauf kann auch mit Blumenkohl oder Romanesco zubereitet werden.
- Für empfindliche Verdauung Brokkoli etwas länger garen, dadurch wird er bekömmlicher.

Nährwerte pro Portion (ø): Kalorien: ca. 310 kcal | Eiweiß: 28 g | Fett: 18 g | Kohlenhydrate: 9 g | Ballaststoffe: 5 g

Rinderstreifen mit Paprika und Ingwer

Besonders Low Carb

Zutaten (für 2 Portionen)

- 300 g Rinderhüftsteak
- 2 Paprika (rot und gelb)
- 1 Stück Ingwer (2 cm)
- 2 EL Sesamöl
- 1 EL Sojasauce
- Salz, Pfeffer

Zubereitung

- Fleisch in Streifen schneiden, Paprika würfeln, Ingwer reiben. Öl erhitzen, Fleisch kurz und scharf anbraten, Paprika und Ingwer zugeben, 2–3 Minuten garen, mit Sojasauce abschmecken.

Vorteil: Herzhaftes, eiweißreiches Gericht, das schnell zubereitet ist und kräftige Aromen auf den Teller bringt.

Cortisol-Effekt: Zink aus dem Fleisch und Vitamin C aus der Paprika unterstützen die Nebennieren und tragen dazu bei, die Cortisolausschüttung im Gleichgewicht zu halten.

Tipps

- Mit Sesamsamen oder frischem Koriander bestreuen, um asiatische Aromen zu betonen.
- Wer empfindlich auf Sojasauce reagiert, kann sie durch etwas Zitronensaft und Salz ersetzen.

Nährwerte pro Portion (ø): Kalorien: ca. 360 kcal | Eiweiß: 37 g | Fett: 18 g | Kohlenhydrate: 8 g | Ballaststoffe: 3 g

Eiermuffins mit Spinat und Feta

Besonders Low Carb

Zutaten (für 2 Portionen / ca. 6 Muffins)

- 4 Eier
- 100 g frischer Spinat
- 80 g Feta
- 1 EL Olivenöl
- Salz, Pfeffer, Muskat

Zubereitung

- Spinat kurz in Öl zusammenfallen lassen. Eier verquirlen, Feta zerbröseln und unterrühren. Mischung in Muffinförmchen füllen und bei 180 °C ca. 20 Minuten backen.

Vorteil: Eiweißreiches, sättigendes Rezept, das sich leicht vorbereiten und auch unterwegs genießen lässt.

Cortisol-Effekt: Magnesium und B-Vitamine aus Spinat unterstützen das Nervensystem und fördern einen stabilen Cortisolrhythmus.

Tipps

- Mit getrockneten Tomaten oder frischen Kräutern variieren.
- Für empfindliche Mägen den Spinat kurz blanchieren, dann ist er besonders bekömmlich.

Nährwerte pro Portion (ø): Kalorien: ca. 280 kcal | Eiweiß: 23 g | Fett: 19 g | Kohlenhydrate: 5 g | Ballaststoffe: 2 g

Low-Carb-Tipps

Versuch es doch mal mit Low Carb – dein Stoffwechsel wird es dir danken. Schon im Kapitel „Besondere Ernährungsformen" auf Seite 115 hast du gelesen, dass weniger Kohlenhydrate den Blutzucker stabilisieren, Insulinspitzen verhindern und die Cortisolkurve ruhiger machen. Nicht jeder möchte seine Ernährung komplett umstellen, aber kleine Schritte in diese Richtung sind fast immer möglich – und bringen oft spürbare Effekte.

Praktische Tipps:

- Quinoa oder Hirse durch Konjakreis, Blumenkohlreis oder Edamamenudeln ersetzen.
- Haferflocken kleiner portionieren und mit Joghurt kombinieren; Honig oder Sirup weglassen und durch Stevia ersetzen.
- Linsen in Suppen reduzieren und stattdessen mehr Gemüse wie Lauch, Sellerie oder Petersilienwurzel verwenden.
- Banane durch Birne oder Aprikose austauschen; wer es süßer mag, kann etwas Stevia zugeben.
- Reis, Nudeln oder Brot bei Bedarf durch Gemüse, Nüsse oder Samen ersetzen – die Mahlzeit bleibt sättigend und nährstoffreich.
- Smoothies mit weniger Obst, dafür mit mehr grünem Gemüse und etwas Eiweißpulver zubereiten.
- Abends Sättigungsbeilagen, wie Reis, Kartoffeln oder Nudeln reduzieren und stattdessen Rohkost oder Salat einbauen – das hält Blutzucker und Cortisol in Balance.

16 Reflexion und Ausblick: Verantwortung für eine stressresiliente Gesellschaft

Ein gesunder Cortisolspiegel ist ein zentrales Merkmal körperlicher und seelischer Balance. Dauerhaft erhöhte Cortisolwerte stehen nachweislich im Zusammenhang mit einer Vielzahl an Erkrankungen wie Angststörungen, Depressionen, Schlafproblemen, Übergewicht, Bluthochdruck, Diabetes Typ 2 und Immunschwäche. Auch dauerhaft zu niedrige Cortisolspiegel, etwa infolge von Burn-out oder Überforderung, beeinträchtigen Körper und Psyche massiv.

Angesichts dieser Zusammenhänge ist es aus wissenschaftlicher und gesundheitspolitischer Sicht mehr als angezeigt, den gesellschaftlichen Umgang mit Stress zu hinterfragen.

Eine umfassende Strategie zur Förderung gesunder Cortisolspiegel muss strukturell ansetzen. Sie darf sich nicht nur auf das Individuum beschränken, sondern muss auch politische Entscheidungen, wirtschaftliche Rahmenbedingungen und kollektive Haltungen berücksichtigen.

Politische Verantwortung

Die Politik sollte die Förderung psychischer Gesundheit und Stressregulation als gleichrangige Aufgabe zur körperlichen Gesundheit anerkennen.

Dazu kann der gezielte Ausbau öffentlicher Präventionsprogramme dienen, insbesondere in Bildungseinrichtungen, Gesundheitszentren und in der Arbeitswelt. Stressbewältigung und emotionale Selbstregulation können verpflichtender Bestandteil der Lehrpläne in Kindergärten und Schulen sein – nicht als „Extra", sondern als Basisbildung. Auch Lehrerinnen und Lehrer sowie pädagogische Fachkräfte sollten regelmäßig Fortbildungen zur Stressprävention, Resilienzförderung und achtsamen Kommunikation erhalten.

Zu hinterfragen sind außerdem die oft unnatürlichen Arbeits- und damit Kita- sowie Schulzeiten, die in unseren Breiten ein Aufstehen noch in der Dunkelheit erfordern. Schulkinder sitzen im Winter teilweise schon zwei Stunden im Klassenraum, während es draußen noch stockdunkel ist. In Ländern wie Spanien beginnt die Schule häufig erst gegen 9.00 Uhr.

Solche Beispiele machen klar: Cortisolgesundheit ist nicht nur eine Frage von individueller Lebensführung. Sie hängt auch von Strukturen ab, die wir als Gesellschaft gestalten.

Gesundheitssystem und Versorgung

Zudem braucht es eine strukturelle Stärkung der psychischen Gesundheitsversorgung. Psychotherapieplätze müssen deutlich schneller verfügbar werden – insbesondere für Kinder und Jugendliche. Der Zugang zu unterstützenden Maßnahmen wie Achtsamkeitstraining, Bewegungstherapie oder naturbasierten Angeboten sollte niedrigschwellig und über Krankenkassen finanzierbar sein. Das Gesundheitssystem darf nicht länger nur auf Erkrankung reagieren. Es muss proaktiv Lebensqualität und Regulationsfähigkeit erhalten.

Auch die Stadtplanung kann einen Beitrag leisten. Der Zugang zu naturnahen Erholungsräumen, Bewegungsangeboten im öffentlichen Raum, Lärmschutz sowie die Begrünung von Schulhöfen, Kindergärten und Wohnquartieren tragen messbar zur Cortisolregulation bei. Besonders Kinder und sozial benachteiligte Gruppen profitieren davon.

Wirtschaftliche Verantwortung

In der Arbeitswelt sind chronische Stressbelastungen ein wesentlicher Faktor für krankheitsbedingte Ausfälle und langfristige Erschöpfungssyndrome. Es ist auch aus ökonomischer Sicht elementar, gesunde Arbeitsbedingungen zu schaffen.

Dazu gehören die rechtliche Verankerung von Regenerationszeiten, die Einführung verpflichtender Ruhephasen wie bildschirmfreie Zeiten oder Mindestpausen, die Förderung flexibler Arbeitszeitmodelle sowie die Unterstützung hybrider Arbeitsformen.

Betriebliche Gesundheitsförderung darf nicht auf Rückentraining oder Obstkörbe reduziert bleiben. Vielmehr braucht es systematische Stresspräventionskonzepte. Dazu gehören regelmäßige Resilienztrainings, Supervision für Teams, psychologische Ersthilfeangebote und eine Führungskultur, die emotionale Belastung erkennt und ernst nimmt. Führungskräfte sollten geschult werden, um psychische Belastung frühzeitig zu identifizieren und konstruktiv darauf zu reagieren – bei den Angestellten ebenso wie bei sich selbst.

Langfristig wirtschaftlich denkende Unternehmen erkennen, dass gesunde Mitarbeiterinnen und Mitarbeiter mit ausgeglichenem Cortisolspiegel produktiver, kreativer und loyaler sind. Fehlzeiten treten deutlich seltener auf.

Gesellschaft und Wertewandel

Ein gesunder Cortisolspiegel ist auch eine Frage der gesellschaftlichen Haltung. In einer Kultur, die permanenter Leistungsoptimierung, Selbstvermarktung und ständiger Erreichbarkeit huldigt, ist chronischer Stress fast vorprogrammiert. Selbst Kinder sind davon betroffen. Schon in jungen Jahren sind sie oft unnatürlichen Lebensbedingungen ausgesetzt. Volle frühkindliche Betreuungseinrichtungen ohne Hauptbezugsperson über mehrere Stunden täglich gehören dazu. Hinzu kommen Erwartungs- und Vergleichsdruck, übervolle Stundenpläne, Reizüberflutung durch Medien, wenig freie Spielzeit, kaum Aufenthalt im Freien – all das kann schon früh zu Überforderung führen und bei Jugendlichen und jungen Erwachsenen in Burn-out münden.

Hier setzt der vielleicht wichtigste Punkt an. Es braucht ein Umdenken: weg von Dauerbelastung und hin zu mehr Pausen, Fehlerfreundlichkeit und menschlicher Verbundenheit.

Dein Beitrag

Die Verantwortung liegt nicht allein bei Politik oder Unternehmen. Auch du kannst ein Stück beitragen. Achte auf dich selbst, nimm Pausen ernst, sprich über Belastungen und schaffe dir Räume für Erholung. Wenn du Kinder hast, ermögliche ihnen, mit gesunden Cortisolspiegeln zu leben, wo es dir möglich ist. Kleine Schritte im Alltag summieren sich und machen den Unterschied.

Gesunde Cortisolspiegel in der Bevölkerung sind kein individuelles Zufallsprodukt. Sie sind das Ergebnis gesellschaftlicher Rahmenbedingungen. Politik, Wirtschaft und Gesellschaft tragen gemeinsam Verantwortung für ein Umfeld, das nicht krank macht, sondern Resilienz stärkt.

Stress darf nicht der Normalzustand sein. Gesunde Cortisolspiegel, individuell wie in der Gesellschaft, sind ein erreichbares Ziel, wenn wir Strukturen, Werte und Prioritäten mutig verändern.

ANHANG

Glossar

A

Achtsamkeit (Mindfulness)

Bewusste, nicht wertende Aufmerksamkeit für den gegenwärtigen Moment; hilft, Stress zu senken und Cortisol zu regulieren.

ACTH (Adrenocorticotropes Hormon)

Hormon aus der Hirnanhangdrüse (Hypophyse), das die Nebennierenrinde anregt, Cortisol auszuschütten.

Adaptogene (Ashwagandha, Rhodiola, Tulsi, Ginseng …)

Pflanzenstoffe, die dem Körper helfen sollen, besser mit Stress umzugehen und das Gleichgewicht der Stresshormone zu unterstützen.

Adipositas (Bauchfett, viszerale Adipositas)

Übermäßige Fettansammlung, besonders im Bauchraum. Viszerales Fett ist hormonell aktiv und beeinflusst Entzündungen und Cortisol.

Aminosäuren

Bausteine der Eiweiße. Einige können in Glucose umgewandelt werden und so den Blutzucker erhöhen. Dabei handelt es sich um glucoplastische Aminosäuren.

Anabol/Katabol

Gegensätzliche Stoffwechselzustände: Anabol bedeutet aufbauend (z. B. Muskelaufbau), katabol abbauend (z. B. Energie aus Muskeln freisetzen).

Autoimmunreaktion

Fehlgeleitete Abwehrreaktion, bei der das Immunsystem körpereigenes Gewebe angreift (z. B. bei Typ-1-Diabetes oder Morbus Addison).

B

Ballaststoffe

Pflanzliche Bestandteile, die nicht verdaut werden, aber Darmflora, Sättigung und Blutzucker positiv beeinflussen.

Blutzuckerregulation

Zusammenspiel von Insulin, Glucagon und Cortisol, das den Blutzuckerspiegel im gesunden Bereich hält.

Bodyscan

Achtsamkeitsübung: Nacheinander die Aufmerksamkeit auf Körperbereiche richten, Empfindungen wahrnehmen und Spannungen loslassen.

Brain Fog

Umnebeltes Gefühl im Kopf, Konzentrationsprobleme und mentale Müdigkeit, oft bei Cortisol-Disbalance.

Burn-out

Zustand tiefer körperlicher und seelischer Erschöpfung durch chronischen Stress mit gestörtem Cortisolrhythmus.

C

Chronobiologie

Wissenschaft von inneren Rhythmen wie Schlaf-Wach-Zyklus oder Hormonrhythmen.

Cortisol Awakening Response (CAR)
Cortisolanstieg in der ersten halben Stunde nach dem Aufwachen; wichtig für Energie und Tagesrhythmus.

Cortisoneinnahme (Steroiddiabetes)
Längere Cortisontherapie kann zu Diabetes führen.

Cortison vs. Cortisol
Cortisol ist das körpereigene Hormon; Cortison ist die inaktive Form bzw. auch die Bezeichnung für Medikamente, die künstlich Cortisol ersetzen.

CRH (Corticotropin-Releasing-Hormon)
Hormon aus dem Hypothalamus, das die Hypophyse anregt, ACTH auszuschütten.

Cushing-Syndrom
Erkrankung mit chronisch zu viel Cortisol, erkennbar u. a. am „Vollmondgesicht".

D

Deload
Geplante Trainingspause oder -reduzierung zur Regeneration.

DHEA
Steroidhormon, das auch in der Nebennierenrinde gebildet wird. Ins Verhältnis zu Cortisol gestellt, aufschlussreich. Niedriges Verhältnis: Hinweis auf chronischen Stress; hohes Verhältnis: Hinweis auf gute Stressresilienz

Diabetes mellitus (Typ 1, Typ 2, Typ 3, Gestationsdiabetes)
Verschiedene Formen der Zuckerkrankheit, bei denen Insulin fehlt oder nicht wirkt.

Digital Detox
Bewusste Auszeit von digitalen Geräten, um Stress und Cortisolbelastung zu senken.

Doomscrolling
Ununterbrochenes Konsumieren negativer Nachrichten, das Stress und Cortisol erhöht.

Dyslipidämie (Fettstoffwechselstörung)
Ungleichgewicht der Blutfette, z. B. hohe Triglyceride oder niedriges HDL („gutes Cholesterin").

E

Epigenetik
Wissenschaft von der Beeinflussung der Gene durch Umwelt und Lebensstil, ohne dass das Erbgut selbst verändert wird.

Eustress/Disstress
Positiver Stress (Eustress) steigert Leistung, negativer Stress (Disstress) überfordert und macht krank.

F

Fettleber (nicht-alkoholische Fettlebererkrankung, NAFLD)
Verfettung der Leber durch Fehlernährung, Übergewicht oder Cortisol-Disbalance.

Fettstoffwechsel/Lipidstoffwechsel (Lipolyse, Lipogenese)
Abbau und Aufbau von Fetten im Körper; durch Cortisol stark beeinflusst.

Fibromyalgie
Chronisches Schmerzsyndrom mit Erschöpfung und häufig reduziertem Cortisolspiegel.

Follikelphase/Lutealphase (Zyklusphasen)
Erste bzw. zweite Hälfte des Menstruationszyklus; Hormone und Cortisol wirken unterschiedlich.

G

GABA (Gamma-Aminobuttersäure)
Wichtigster hemmender Neurotransmitter im Gehirn; wirkt beruhigend und schlafanstoßend.

Glucagon
Hormon; Gegenspieler von Insulin; erhöht den Blutzucker.

Gluconeogenese
Neubildung von Glucose (Traubenzucker) in der Leber, angeregt durch Cortisol.

Glycin (Aminosäure)
Beruhigende Aminosäure; fördert Schlaf und senkt nächtliches Cortisol.

Glykämischer Index (GI)
Maß, wie schnell ein Lebensmittel den Blutzucker ansteigen lässt.

H

HIIT (High Intensity Interval Training)
Trainingsform mit kurzen intensiven Belastungen und Pausen; kann Cortisol stark anheben.

Homöostase

Fähigkeit des Körpers, innere Gleichgewichte stabil zu halten, z. B. Temperatur oder Blutzucker.

Hormone: Östrogen, Progesteron, Testosteron

Geschlechtshormone, die eng mit Cortisol interagieren.

HPA-Achse (Hypothalamus-Hypophysen-Nebennierenrinden-Achse)

Zentrale Steuerungsachse für Cortisolproduktion im Körper.

HRV (Herzfrequenzvariabilität)

Schwankung der Abstände zwischen Herzschlägen; Maß für Stressresilienz.

I

Insulin/Insulinresistenz/Prädiabetes/Typ-2-Diabetes

Insulin reguliert den Blutzucker; bei Insulinresistenz reagieren Zellen schlechter.

Intervallfasten

Ernährungsmuster mit Fasten- und Essensphasen, z. B. 16:8.

K

Katabol (Eiweißabbau)

Abbauender Stoffwechselprozess, oft durch Cortisol ausgelöst.

Koffeinwirkung auf Cortisol

Koffein kann Cortisol kurzfristig erhöhen, besonders auf nüchternen Magen.

L

Lichttherapie

Behandlung mit hellem Kunstlicht; stabilisiert Cortisol- und Melatoninrhythmus.

Low Carb

Ernährung mit reduziertem Kohlenhydratanteil („Carb“ ist die Kurzform für das englische „carbohydrates“), die den Blutzucker stabilisieren und Cortisol entlasten kann.

L-Theanin

Aminosäure aus grünem Tee; beruhigt und senkt Cortisolspitzen.

M

Magnesium

Mineralstoff, der beruhigt, Schlaf fördert und Cortisol senken kann.

Makronährstoffe (Kohlenhydrate, Fette, Eiweiße)

Hauptnährstoffe, die Energie liefern.

Melatonin

Schlafhormon; Gegenspieler von Cortisol; abends hoch, morgens niedrig.

Metabolisches Syndrom

Kombination aus Bluthochdruck, Übergewicht, Fettstoffwechselstörung und Insulinresistenz.

Mikrobiom/Darm-Hirn-Achse

Darmbakterien beeinflussen Gehirn, Stress und Cortisol.

Mikronährstoffe

Vitamine und Mineralstoffe, die den Stoffwechsel und die Stressregulation stützen.

Mindful Cool-down

Achtsamer Abschluss nach dem Sport mit Dehnen und bewusstem Atmen, um Cortisol zu senken.

Morbus Addison

Erkrankung mit Cortisolmangel durch Schädigung der Nebennierenrinde.

N

Nebennierenrinde

Ort der Cortisolproduktion in der Nebenniere.

Negative Rückkopplung

Steuerungsprinzip: Cortisol hemmt seine eigene Ausschüttung, wenn genug vorhanden ist.

Neurotransmitter (Serotonin, Dopamin, GABA, ...)

Botenstoffe des Nervensystems, die Stimmung, Anspannung und Schlaf beeinflussen.

Non-REM-/REM-Schlaf

Schlafphasen: Non-REM ist erholsam, REM wichtig für das Gedächtnis; Cortisol wirkt auf beide.

O

Omega-3-Fettsäuren

Fettsäuren z. B. aus Fisch, Nüssen oder Samen; entzündungshemmend, cortisoldämpfend.

P

Phosphatidylserin

Fettähnlicher Stoff; senkt Cortisol nach dem Sport und verbessert den Schlaf.

PMR (Progressive Muskelentspannung)

Entspannungstechnik mit Anspannen und Loslassen von Muskelgruppen.

Prädiabetes

Frühstadium des Diabetes Typ 2 mit leicht erhöhtem Blutzucker.

Probiotika

Nützliche Darmbakterien, die die Stressregulation verbessern können.

Proteinstoffwechsel

Verarbeitung und Umwandlung von Eiweiß im Körper.

PTBS (Posttraumatische Belastungsstörung)

Stressfolgeerkrankung nach traumatischen Erlebnissen.

R

Retention (Natrium-/Wasserretention)

Zurückhaltung von Salz und Wasser; erhöht Blutdruck und Blutvolumen.

Rhodiola rosea (Rosenwurz)

Adaptogen, das Müdigkeit lindert und Cortisol reguliert.

S

Schlafhygiene

Gewohnheiten für besseren Schlaf: feste Zeiten, dunkles Zimmer, kein Bildschirmlicht abends.

Schichtarbeit

Arbeit außerhalb des natürlichen Tag-Nacht-Rhythmus; stört den Cortisolrhythmus.

Serotonin/Dopamin

Neurotransmitter für Stimmung/Motivation; beeinflussen Cortisol

Speicheltest (Cortisol-Tagesprofil)

Diagnostische Methode zur Messung des Cortisolverlaufs.

Stressachse

Kurzform für die HPA-Achse; steuert die Stressantwort.

Supplemente

Nahrungsergänzungsmittel wie Vitamine, Mineralstoffe, konzentrierte Pflanzenpräparate.

T

Tapering

Trainingsreduktion vor Wettkämpfen für optimale Leistung.

Testosteron

Männliches Geschlechtshormon, das mit Cortisol wechselwirkt.

Typ-2-Diabetes

Häufigste Diabetesform; entsteht durch Insulinresistenz, oft im Kontext von Übergewicht und Stress.

U

Übertraining

Zu hohe Trainingsbelastung ohne Regeneration, mit chronisch erhöhtem Cortisol.

Ultradian Breaks (90-Minuten-Pausenrhythmus)

Arbeitspausen alle 90 Minuten, um Cortisolspitzen vorzubeugen.

V

Viszerales Fett

Fett im Bauchraum, das Organe umgibt und hormonell aktiv ist.

Vitamin D, Vitamin-B-Komplex, Vitamin C

Mikronährstoffe, die Cortisolproduktion und Stressresistenz beeinflussen.

Vollmondgesicht (Cushing-Symptom)

Rundes Gesicht als typisches Zeichen von Cortisolüberschuss.

W

Waldbaden (Shinrin Yoku)

Aufenthalt im Wald; senkt Cortisol und fördert Entspannung.

Work-Life-Balance

Ausgleich zwischen Arbeit und Erholung; wichtig für gesunden Cortisolspiegel.

Z

Zirkadianer Rhythmus

24-Stunden-Rhythmus, der Körperfunktionen wie Cortisol, Schlaf und Temperatur steuert.

Register

L

M

N

O

P

Q

R

S

Quellen

1 Rosmond, R., & Björntorp, P. (2000). The hypothalamic–pituitary–adrenal axis activity as a predictor of cardiovascular disease, type 2 diabetes and stroke. Journal of Endocrinological Investigation, 23(9), 567–571.

2 Pew Research Center (2015). The Cost of Caring: How social media increases awareness of stressful events. Pew Research Report.

3 Gloria J. Mark, Stephen Voida, Armand V. Cardello (2012). A Pace Not Dictated by Electrons: An Empirical Study of Work Without Email. University California.

4 Canadian Journal of Psychiatry (2020). Excessive screen time, cortisol levels and depressive symptoms in adolescents. Can J Psychiatry, 65(1), 20–29.

5 Gunnar, M. R., & Quevedo, K. (2007). The neurobiology of stress and development. Annual Review of Psychology, 58, 145–173.

6 Lupien, S. J., McEwen, B. S., Gunnar, M. R., & Heim, C. (2009). Effects of stress throughout the lifespan on the brain, behaviour and cognition. Nature Reviews Neuroscience, 10(6), 434–445.

7 Tarullo, A. R., & Gunnar, M. R. (2006). Child maltreatment and the developing HPA axis. Hormones and Behavior, 50(4), 632–639.

8 Vermeer, H. J., & van IJzendoorn, M. H. (2006). Children's elevated cortisol levels at daycare: A review and meta-analysis. Early Childhood Research Quarterly, 21(3), 390–401.

9 Gunnar, M. R., & Quevedo, K. (2007). The neurobiology of stress and development. Annual Review of Psychology, 58, 145–173.

10 El-Sheikh, M., Erath, S. A., Buckhalt, J. A., Granger, D. A., & Mize, J. (2013). Cortisol and children's adjustment: The moderating role of sleep. Developmental Psychology, 49(2), 272–283.

11 Faber Taylor, A., & Kuo, F. E. (2009). Children with attention deficits concentrate better after walk in the park. Journal of Attention Disorders, 12(5), 402–409.

12 Pellis, S. M., & Pellis, V. C. (2013). The playful brain: Venturing to the limits of neuroscience. Oneworld Publications.

13 Evans, G. W., & Lepore, S. J. (1993). Household crowding and social support: Effects on stress and well-being in children. Child Development, 64(2), 544–556.

14 Wang, X. S., Armstrong, M. E. G., Cairns, B. J., Key, T. J., & Travis, R. C. (2011). Shift work and chronic disease: The epidemiological evidence. Occupational and Environmental Medicine, 68(4), 236–244.

15 Chandrasekhar, K., Kapoor, J., & Anishetty, S. (2012). A prospective, randomized double-blind, placebo-controlled study of safety and efficacy of a high-concentration full-spectrum extract of Ashwagandha root in reducing stress and anxiety. Indian Journal of Psychological Medicine, 34(3), 255–262.

16 Panossian, A., Wikman, G., & Sarris, J. (2010). Rosenroot (Rhodiola rosea): Traditional use, chemical composition, pharmacology and clinical efficacy. Phytomedicine, 17(7), 481–493.

17 Boyle, N. B., Lawton, C., & Dye, L. (2017). The effects of magnesium supplementation on subjective anxiety and stress – A systematic review. Nutrients, 9(5), 429.

18 Kiecolt-Glaser, J. K., Belury, M. A., Andridge, R., Malarkey, W. B., & Glaser, R. (2011). Omega-3 supplementation lowers inflammation and anxiety in medical students: A randomized controlled trial. Brain, Behavior, and Immunity, 25(8), 1725–1734.

19 https://www.fimohealth.com/gesundheitsblog/der-zirkadiane-rhythmus

20 Turakitwanakan, W., Mekseepralard, C., & Busarakumtragul, P. (2013). Effects of mindfulness meditation on serum cortisol of medical students. Journal of the Medical Association of Thailand, 96(Suppl 1), S. 90–S. 95.

21 University of Wisconsin (2013). Study on mindfulness-based stress reduction (MBSR) and cortisol. University of Wisconsin Report.

22 University of Gothenburg (2009). Emotion regulation through listening to music in everyday situations. Cognition & Emotion, 26(3), 550–560.

23 Laukkanen, T., Khan, H., Zaccardi, F., & Laukkanen, J. A. (2015). Association between sauna bathing and fatal cardiovascular and all-cause mortality events. JAMA Internal Medicine, 175(4), 542–548.

24 Huttunen, P., Kokko, L., & Ylijukuri, V. (2004). Winter swimming improves general well-being. International Journal of Circumpolar Health, 63(2), 140–144.

25 Goyal, M., Singh, S., Sibinga, E. M. S., Gould, N. F., Rowland-Seymour, A., Sharma, R., ... & Haythornthwaite, J. A. (2014). Meditation programs for psychological stress and well-being: A systematic review and meta-analysis. JAMA Internal Medicine, 174(3), 357–368.

26 Harvard Study of Adult Development (seit 1938). Longitudinal study on social relationships, health and stress. Harvard University.

27 Scheer, F. A. J. L., Hilton, M. F., Mantzoros, C. S., & Shea, S. A. (2004). Adverse metabolic and cardiovascular consequences of circadian misalignment. Proceedings of the National Academy of Sciences, 106(11), 4453–4458.

28 Park, B.-J., Tsunetsugu, Y., Kasetani, T., Kagawa, T., & Miyazaki, Y. (2010). The physiological effects of Shinrin-yoku (taking in the forest atmosphere): Evidence from field experiments in 24 forests across Japan. Environmental Health and Preventive Medicine, 15(1), 18–26.

29 Jorde, R., Sneve, M., Figenschau, Y., Svartberg, J., & Waterloo, K. (2008). Effects of vitamin D supplementation on symptoms of depression and serum cortisol in overweight and obese subjects: A randomized controlled trial. Journal of Clinical Endocrinology & Metabolism, 93(12), 4827–4833.

30 Lam, R. W., Levitt, A. J., Levitan, R. D., Enns, M. W., Morehouse, R., Michalak, E. E., & Tam, E. M. (2006). The CAN-SAD study: Light therapy and fluoxetine in winter depression. American Journal of Psychiatry, 163(5), 805–812.

Zu den Autoren

Svea Golinske (geb. 1979) ist Wissenschaftsjournalistin und Buchautorin mit langjähriger Spezialisierung auf die Themen Gesundheit, Prävention, Ernährung und psychische Belastungsfaktoren. Sie hat über Diabetes bereits zwei Bücher geschrieben und ist eine von den Medien (TV und Podcast) gefragte Expertin zu diesem Themenkomplex. Seit vielen Jahren gilt ihr besonderes Interesse auch der Rolle von Stress und Stresshormonen – insbesondere Cortisol – im Spannungsfeld zwischen Alltagsbelastung, Zivilisationskrankheiten und langfristiger Lebensqualität.

Bereits in ihrer Magisterarbeit (Politologie) beschäftigte sie sich mit der positiven Wirkung von Eustress, den Risiken von Disstress und den Mechanismen der Salutogenese im Kontext nachhaltiger Beschäftigungsfähigkeit. Ihr Blick auf das Thema Cortisol ist daher nicht nur biologisch oder medizinisch, sondern auch gesellschaftlich und lebenspraktisch verankert.

Dr. med. Peter Heilmeyer (geb. 1950) ist Facharzt für Innere Medizin sowie für Physikalische und Rehabilitative Medizin. Er studierte Humanmedizin an der Universität Freiburg, wo er sich bereits früh mit hormonellen Stoffwechselprozessen beschäftigte und zum Thema Insulin- und Glucagonsynthese promovierte.

Als langjähriger Leitender Arzt der Reha-Klinik Überruh (Isny im Allgäu) hat er sich intensiv mit dem Zusammenhang zwischen Lebensstil, Ernährung und chronischen Zivilisationskrankheiten auseinandergesetzt. Dr. Heilmeyer war einer der ersten Ärzte in Deutschland, die eine kohlenhydratreduzierte Ernährung (LOGI-Methode) erfolgreich in der Rehabilitation chronischer Erkrankungen wie des Metabolischen Syndroms einführten und wissenschaftlich begleiteten.

Haftungsausschluss

Dieses Buch möchte dir Impulse geben, wie du dein Wissen über Cortisol, Stressbewältigung und Ernährung erweitern und für dein Wohlbefinden nutzen kannst. Es ersetzt jedoch keine ärztliche Beratung, Diagnose oder Behandlung.

Alle Inhalte wurden mit großer Sorgfalt recherchiert und nach bestem Wissen zusammengestellt. Dennoch können wir keine Garantie für Vollständigkeit, Richtigkeit oder Aktualität übernehmen.

Wenn du gesundheitliche Beschwerden hast, an einer Erkrankung leidest oder Fragen zur Einnahme von Nahrungsergänzungsmitteln hast, wende dich bitte immer an einen qualifizierten Arzt oder Heilpraktiker. So stellst du sicher, dass die Anregungen aus diesem Buch wirklich zu deiner individuellen Situation passen.

Der Verlag, die Autoren und alle Beteiligten übernehmen keine Haftung für Folgen, die aus einer eigenständigen Umsetzung der Inhalte entstehen. Nutze die Informationen verantwortungsvoll – und vor allem als Inspiration auf deinem persönlichen Weg zu mehr Gesundheit und Balance.

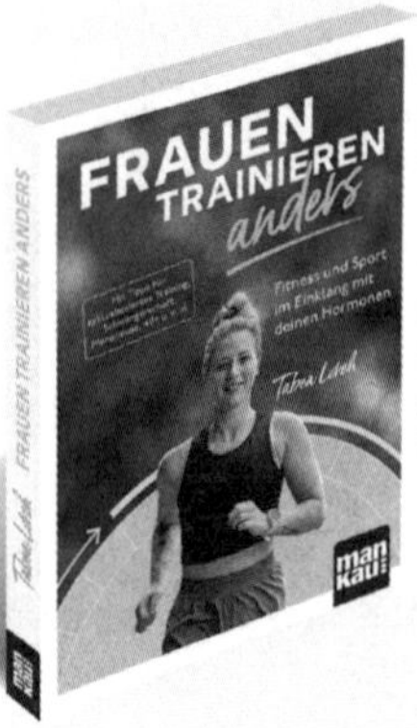

Tabea Lorch

FRAUEN TRAINIEREN ANDERS

- Fitness und Sport im Einklang mit deinen Hormonen
- Mit Tipps für zyklusbasiertes Training, Schwangerschaft, Menopause, 40+ u. v. m.
- Inklusive 3 Erklär-Videos und 2 Audio-Laufmeditationen

20,00 € (D) | 20,60 € (A)
ISBN 978-3-86374-751-0 · 191 Seiten

„Das Buch ‚Frauen trainieren anders' zeigt, wie Trainingspläne gezielt auf die weibliche Physiologie abgestimmt werden können – für mehr Effektivität, Gesundheit und langfristige Erfolge."
Mannheimer Morgen

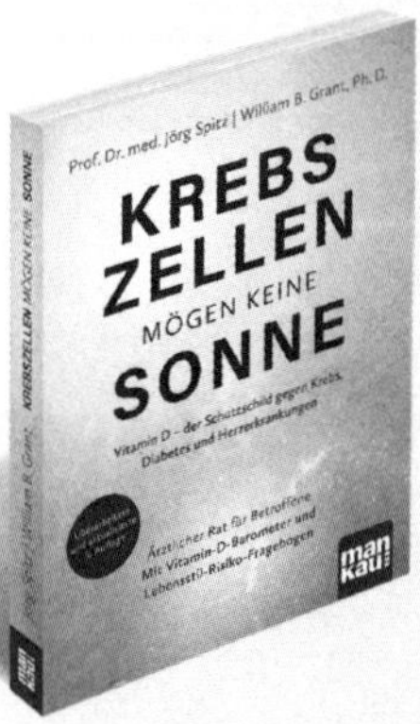

Prof. Dr. med. Jörg Spitz | William B. Grant, Ph. D.

KREBSZELLEN MÖGEN KEINE SONNE

Vitamin D – der Schutzschild gegen Krebs, Diabetes und Herzerkrankungen
Ärztlicher Rat für Betroffene

18,00 € (D) | 18,50 € (A)
ISBN 978-3-86374-764-0 · 158 Seiten

„(...) Der Ratgeber liest sich ausgesprochen spannend und ist leichtverständlich auch für den interessierten Laien. Und es tut auch einfach gut zu erfahren, auf welch einfache Weise man sich selbst und seiner Gesundheit ohne jegliche Risiken und Nebenwirkungen so viel Gutes tun kann!" **pnp.de**

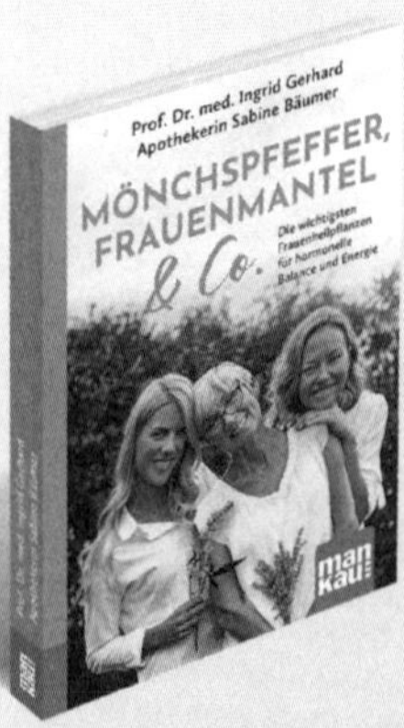

Prof. Dr. med. Ingrid Gerhard
Apothekerin Sabine Bäumer

MÖNCHSPFEFFER, FRAUENMANTEL & CO.

Die wichtigsten Frauenheilpflanzen für hormonelle Balance und Energie

14,00 € (D) | 14,40 € (A)
ISBN 978-3-86374-775-6 · 159 Seiten

Die Top-Heilpflanzen für Frauengesundheit! Dieser handliche Ratgeber vereint traditionelles Heilwissen mit modernster Wissenschaft. Ein Begleiter für alle Lebensphasen.

Unsere Bücher erhalten Sie in Ihrer Buchhandlung!
Besuchen Sie auch unsere Internetseite mit Leseproben, Autorenvideos, Newsletter, Bestellmöglichkeit und mehr: www.mankau-verlag.de